ZWEI VORLESUNGEN ÜBER DAS MAGEN- UND DUODENALGESCHWÜR

EIN BERICHT
AUF GRUND ZEHNJÄHRIGER ERFAHRUNG

VON

SIR BERKELEY MOYNIHAN
LEEDS

ÜBERSETZT VON P. CLAIRMONT
UND CH. A. HUYSSEN IN ZÜRICH

MIT 4 ABBILDUNGEN

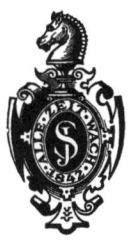

BERLIN
VERLAG VON JULIUS SPRINGER
1925

ALLE RECHTE VORBEHALTEN

ISBN 978-3-642-98391-7   ISBN 978-3-642-99203-2 (eBook)
DOI 10.1007/978-3-642-99203-2

RAFFAELE BASTIANELLI

IN BEWUNDERUNG UND ZUNEIGUNG
GEWIDMET

Vorwort.

Der Besuch des Chirurgical Club of Great Britain, dem die besten Vertreter englischer Chirurgie angehören, im Herbst 1924 an meiner Klinik gab mir die Gelegenheit, wissenschaftliche und ich darf wohl auch sagen freundschaftliche Beziehungen anzuknüpfen. Vor allem hatte ich neuerdings die Gelegenheit, dem großen englischen Chirurgen Sir Berkeley Moynihan gegenüberzutreten, dessen Verdienste um die Chirurgie des Magens unvergängliche sind. So kam es zur Übersetzung der beiden folgenden, Raffaele Bastianelli gewidmeten Vorträge, die nicht nur viele ausgezeichnete Gedanken enthalten, sondern auch Zeugnis der glänzenden Ergebnisse operativer Tätigkeit sind.

Ich war tief bedrückt, gelegentlich dieses Besuches erkennen zu müssen, daß sich die Kluft, die der Krieg aufgerissen hat, nicht verschmälert, geschweige denn geschlossen hat. Zur Überbrückung beizutragen ist auch der Sinn dieser kleinen Arbeit.

Es ist jedes Mannes Recht, sein Vaterland über alles zu lieben, in seinem Volk, seiner Sprache und seiner Kultur aufzugehen. Wir halten diese Triebkräfte für heilig, weil sie — wie auch die gesinnungslose Zeit darüber denken mag — doch die größten, besten und vornehmsten menschlichen Handelns sind.

In der Literatur aber, in der Klinik oder auf dem Kongreß stehen wir uns als Ärzte, die helfen wollen, und Forscher, die die Wahrheit suchen, gegenüber — ich kann die Schranken nicht begreifen, die hier noch trennen.

Zürich, April 1925.　　　　　　　　　　　　Prof. P. Clairmont.

Inhaltsverzeichnis.

Erste Vorlesung.

Über einige Probleme des Magen- und Zwölffingerdarmgeschwüres.

Wert der inneren Behandlung	11
Die chirurgische Behandlung	18

Zweite Vorlesung.

Über die Behandlung des Ulcus duodeni.

Relative Vorzüge der internen und chirurgischen Behandlung	22
Die notwendige Sorgfalt nach Beseitigung der Symptome	23
Die interne Behandlung von Magen- und Zwölffingerdarmgeschwüren	24
Zuflucht zu chirurgischen Maßnahmen	25
Spätresultate der Gastroenterostomie	29
Ursache und Behandlung des Ulcus jejuni	29
Operationen	31
Blutung nach Gastroenterostomie	33
Resultate der Gastroenterostomie	35
Nachbehandlung nach Magenoperationen	36
Kurven zur Darstellung der Tabakwirkung auf die freie Säure im Magensaft	37
Einzelheiten des Verfahrens	37
Die Notwendigkeit einer Verständigung zwischen dem Internen und dem Chirurgen	39

Erste Vorlesung¹).

Über einige Probleme des Magen- und Zwölffingerdarmgeschwüres.

Der Rückblick über einige Jahre eines Menschenlebens kann von großem Wert sein. Für einen Chirurgen, dessen Ansichten und Methoden kaum unverändert bleiben, ist dies ganz besonders nötig. Er muß stets bemüht sein, eine exaktere Beurteilung und eine bessere Methode zu finden; wenn er auch ungern von einem bewiesenen Schluß oder einer erprobten Methode abgehen wird, so wird er doch sofort allen Erfahrungen, die eine zunehmende Erkenntnis zutage fördert, seine vollste Aufmerksamkeit schenken. Unsere eigene Arbeit zu überblicken, ist eine ernste und heilsame Aufgabe. Wir werden dadurch gezwungen, Eindrücke zu korrigieren, die sehr oft unbestimmt, manchmal irreführend sind, die wir meist mehr nach ab und zu aufgetretenen dramatischen Begebenheiten als auf Grund ruhiger Überlegung der täglichen Erfahrung gesammelt haben; dadurch wird vielleicht auch unser Vertrauen zu Schlüssen gesichert, die sich langsam gebildet und fast unmerkbar gefestigt haben; wir werden dazu geführt, noch einmal unsere Ansichten abzuwägen, die nicht ganz so unfehlbar erscheinen, wie wir geglaubt haben. Das Zusammentreffen vieler Einzelfälle, die zeitlich zerstreut, scheinbar ohne Zusammenhang sind, wird eine neue Forschung anregen, oder eine neue tief verborgene Wahrheit zutage fördern. Aus einer großen Reihe von Fällen können wir ein Wissen schöpfen, das ein einziger Fall niemals bieten kann. Die Jahre lehren manches, was einzelne Tage nicht wußten.

Zum Zwecke dieser Vorlesung habe ich meine Erfahrungen über die Behandlung der Magen- und Zwölffingerdarmkrankheiten während

---

¹) Gehalten vor der Hunterian Society of London am 29. Januar 1923 (British Med. Journ. 10. Februar 1923). Diese und die folgende Vorlesung wurden durch eine Anzahl Diapositive illustriert, von denen viele von Prof. M. J. S. STEWART gütigst zur Verfügung gestellt wurden. Dem Genannten bin ich nicht nur für seine Liebenswürdigkeit, sondern auch noch für die statistischen Aufstellungen, die ich aus den Protokollen der pathologischen Abteilung der Leeds General Infirmary anführe, zu großem Dank verpflichtet. MOYNIHAN.

der letzten 10 Jahre überblickt. Die Literatur über diesen Gegenstand ist schon ungeheuer groß; ihr Wert steht leider nicht im Verhältnis zur Menge. Die Grundlagen sind größtenteils unsicher. Die heutige Generation von Internen und Chirurgen ist nicht allein daran schuld. Wir haben ein täuschendes Erbe übernommen; ein großer Teil, von dem wir glaubten, es sei Gold, hat sich als wertloses Metall entpuppt, bei dem die Autorität eines großen Namens einzig und allein etwas Interesse beansprucht. Hier wenigstens können wir mit DAMASCENUS sagen, daß „die Bücherarbeit ohne eingehendes Wissen überaus gefährlich ist".

In der älteren Literatur hingegen findet sich sehr viel Wertvolles. MATTHEW BAILLI, CRUVELHIER, BRINTON und einige wenige andere können auch heute noch mit Interesse und Nutzen gelesen werden. Ihnen folgte eine Reihe von Autoren, die fast alle das dozierten, was sich nachweisbar für das Magen- und Zwölffingerdarmgeschwür als grundlegend falsch erwiesen hat. Das Magengeschwür wurde als eine häufige Krankheit angesehen, dessen Diagnose bei Vorhandensein von bestimmten Symptomen leicht war. Vom Zwölffingerdarmgeschwür war fast gar nichts bekannt, sein Vorkommen wurde für sehr selten gehalten, seine Diagnose für schwierig oder unmöglich. In der heutigen Literatur muß noch sehr vieles in gutem Glauben angenommen werden. Und wir werden nie zur Wahrheit über diese Krankheit gelangen, bis wir ablehnen, irgend etwas in gutem Glauben anzunehmen — bis wir uns z. B. entschließen erst dann von einem Fall von Magengeschwür zu reden, wenn wir wirklich wissen, daß ein Geschwür vorhanden ist. Nicht einmal alle chirurgische Literatur von heute vermag diese einfache Probe zu bestehen.

Eine Definition der Ausdrücke ist nötig. Es ist meine Ansicht, daß ein „chronisches Geschwür", sei es des Magens oder des Zwölffingerdarmes, eine sichtbare und fühlbare Läsion ist, die schon seit Monaten oder Jahren besteht. Dabei sind nicht nur Zeichen der Zerstörung deutlich zu sehen, sondern auch die hartnäckiger Abwehr; es ist ein Krater von wechselnder Größe vorhanden, nach der Tiefe zu zieht das Geschwür mindestens die Muscularis in Mitleidenschaft oder kann durch alle Schichten reichen; wobei eine akute Perforation nur durch die starken Verwachsungen des Geschwürs mit der Umgebung, die seinen Grund bildet, verhindert wird. Ein solches Geschwür ist die Ursache von Symptomen, deren hauptsächlichstes Charakteristicum in der Neigung besteht, freie Intervalle zwischen den Schmerzanfällen zu zeigen. Die Ursache der Symptome ist nicht das Geschwür allein, denn in den freien Intervallen ist der ruhige Krater eines Ulcus immer noch sichtbar; und offene Geschwüre finden sich bei der Sektion in Fällen, die bekanntlich unmittelbar vor dem Tode nicht an dyspeptischen Symptomen gelitten haben. Es erscheint möglich, daß ein Geschwür in vollkommen callösem Stadium keine Beschwerden macht, bis eine erneute Aktivität des geschwürigen Prozesses in einem Teil der Kraterrundung wieder auftritt. Aktivität und Apathie des Ulcus sind so die Ursache von Exacerbation und Remission der Symptome. Vorübergehende Anfälle können auch durch die Entwicklung einer Anzahl frischer Geschwüre in der Umgebung des chronischen Ulcus oder in einem benachbarten Abschnitt des Magens bedingt sein. Das Aufbrechen einer verheilten Narbe ist in einer kleinen Anzahl von Fällen beobachtet worden. Anderwertige akute Infektionen können Aktivität in einem ruhenden Geschwür auslösen. Der Ausdruck „akutes Geschwür" wird gebraucht, um einen Zustand zu beschreiben, in welchem Risse, Fissuren, Erosionen oder ausgedehnte oberflächliche Zerstörungen der Mucosa oder sogar tieferliegender Schichten gefunden werden. Oft sind sichere Anhaltspunkte für eine Zirkulationsstörung vorhanden, durch die ein Bezirk ausgeschaltet und wehrlos vom Magensaft verdaut wird. Die Geschwüre, die so entstehen, bilden sich sehr schnell aus, oft als Endstadien einer sehr heftigen Infektion oder ernsten Intoxikation und heilen sehr wahrscheinlich rasch wieder ab. Ihre klinische Bedeutung ist nur dann allgemein ersichtlich, wenn Blutung oder Perforation auftritt, indessen sind starke Abneigung gegen Nahrung, heftige epigastrische Schmerzen und schwer zu beseitigendes Erbrechen den bei der Sektion gefundenen Magenerosionen zuzuschreiben, die in Fällen von akuter Sepsis auftreten. Akute Ulcera sind multipel. Es ist möglich, daß ein chronisches Geschwür in einem der akuten Geschwüre, die nicht heilen wollen, beginnt. Wir kennen keine klinischen Symptome, welche den Übergang vom akuten zum chronischen Ulcus anzeigen, falls wir annehmen, daß ein solcher Wechsel stattfindet. Das chronische Ulcus im Magen oder Duodenum ist die Ursache von starken, in die Länge gezogenen und wiederholten Anfällen. Im folgenden betreffen die Angaben einzig und allein das chronische Ulcus.

Die Anzahl der hier bearbeiteten Fälle ist 718. Diese setzen sich wie folgt zusammen:

531 Fälle von Ulcus duodeni (Männer 433, Frauen 98);
164 Fälle von Magenulcus (Männer 83, Frauen 81);
in 152 Fällen war ein Geschwür vorhanden,
in 12 Fällen 2 oder mehrere;
23 Fälle von gleichzeitigem Magen- und Duodenalgeschwür (Männer 10, Frauen 13).

In der Gesamtzahl der Fälle von Magengeschwür (187) war demnach ein Ulcus duodeni in 12,3% zu finden.

Der letzte Todesfall nach Operation wegen Ulcus duodeni kam im Jahre 1912 vor. Es sind dann mehr als 500 Fälle ohne Todesfall operiert worden. Unter der gesamten Zahl der Patienten, die wegen Ulcus duodeni operiert wurden, befanden sich 6, welche später Ulcera des Jejunums bekamen. Die Mortalität in den Fällen von Magenulcus und

Magen- und Duodenalulcus, die mit Resektion behandelt wurden, beträgt 1·6%. Einige Fälle wurden durch andere, später zu erwähnende Methoden behandelt. In allen Fällen, die in diesem Überblick enthalten sind, wurde ein Ulcus gesehen und demonstriert. Es ist eine wichtige Vorbedingung, die Aufmerksamkeit auf diese Tatsache zu lenken, denn sehr viele Angaben in der Literatur stützen sich mehr auf die Meinung, was vorhanden sein kann, als auf das positive Wissen, was in Wahrheit vorliegt. In der Literatur dieses Gegenstandes schleicht sich der Terminus technicus „juxtapylorisch" für gewisse Geschwüre ein. Es ist dies ein durchaus überflüssiger Ausdruck; sein Gebrauch zeugt von oberflächlichem Denken und wird zu einer großen Verwirrung führen. Ein Geschwür liegt entweder im Magen oder im Duodenum. In einer Reihe von Fällen, die ich augenblicklich durcharbeite, sind es nur drei gewesen, in denen ein Zweifel bezüglich der genauen Lage oder Entstehung des Geschwürs bestand. Die Vena pylorica oder die Venae pyloricae und die weiße Pyloruslinie zeigen deutlich genug die Grenze zwischen Magen und Duodenum an. Ein Duodenalulcus ist fast immer einen halben Zoll oder mehr von dieser Grenze entfernt, obwohl es sie erreichen, ja sich sogar in den Magen erstrecken kann. Ein Magengeschwür liegt sehr selten in den letzten $1^1/_2$ Zoll vor dem Pylorus; mit wenigen Ausnahmen befindet es sich zwei oder mehr Zoll vom Pylorus entfernt und sitzt bei weitem am häufigsten an der kleinen Kurvatur oder an der Hinterwand oder an beiden. Ein Ulcus pylori, ein Ulcus, das genau am Pylorus beginnt, ist außerordentlich selten. „Pylorusstenose" ist eigentlich immer Duodenalstenose. Für den Ausdruck „juxtapylorisch" gibt es keine Rechtfertigung: Der Gebrauch desselben verrät eine Unkenntnis der Verhältnisse, die gefunden werden, wenn die betreffenden Teile in vivo inspiziert werden. Es ist ein Haken, auf dem man halbe Wahrheiten aufhängen kann. Die hauptsächlichsten klinischen Symptome des Magenulcus sind Schmerzen, Erbrechen und Hämatemesis. Von diesen ist das wirklich Wichtigste der Schmerz. Das maßgebendste Merkmal in bezug auf den Schmerz ist seine Pünktlichkeit. Bei den gleichen Patienten tritt er nach den gleichen Mahlzeiten mit der exaktesten Regelmäßigkeit, nach der gleichen Ruhepause auf. Wenn an einem Tag um 9 Uhr morgens gefrühstückt wird und der Schmerz um 10 Uhr auftritt, so wird das gleiche Frühstück an allen anderen Tagen die gleiche Ruhestunde und das gleiche Auftreten des Schmerzes im gegebenen Augenblick zur Folge haben. Die Stundeneinteilung eines Tages paßt sich also der jedes anderen Tages an. Man schenkt viel zu wenig gebührende Aufmerksamkeit der genauen Analyse der Tageseinteilung. Ein Patient wird Ihnen nicht selten sagen, daß er „seine Uhr nach der Zeit des Auftretens seiner Beschwerden einstellen" könne. Die Periodizität des Schmerzes wird natürlich von Variationen in der Menge und mit der

Art der Nahrung sowie durch Unregelmäßigkeiten in den Mahlzeiten geändert.

Eine Tatsache, die volle Aufmerksamkeit verdient, betrifft den Rhythmus des Schmerzes. In allen Fällen von Magenulcus verschwindet der Schmerz, der nach einem Intervall der Mahlzeit folgt, allmählich vor der nächsten Nahrungsaufnahme. In Fällen von Ulcus duodeni hält der Schmerz bis zur nächsten Mahlzeit an oder bis Nahrung genommen wird, um den langwierigen Schmerz zu lindern. Der Rhythmus des Magenulcus ist „Nahrung, Wohlgefühl, Schmerz, Wohlgefühl". Und dann wieder Nahrung, Wohlgefühl, Schmerz, Wohlgefühl; beim Duodenalulcus ist es „Nahrung, Wohlgefühl, Schmerz" und dann wiederum Nahrung, Wohlgefühl, Schmerz. Ein vierfacher Rhythmus bei der erstgenannten Krankheit, ein dreifacher bei der letzteren.

Bei meinen Fällen trat der Schmerz innerhalb $1^1/_2$ Stunden in 3 von 5 Fällen von Magenulcus und nach 2 Stunden in 4 von 5 bei Duodenalulcus auf. Variationen nach den Jahreszeiten sind beim Duodenalulcus häufig, bei dem Magengeschwür werden sie seltener beobachtet.

Das Auftreten von Hämatemesis wird oft mit großer Wahrscheinlichkeit als Zeichen für das Vorhandensein eines Magenulcus gehalten. Eine bedeutende Blutung kann nur vorkommen bei einer ausgedehnten Verletzung des Oesophagus, des Magens und des Duodenums. Im Magen kann eine solche Verletzung ein chronisches oder „akutes" Ulcus sein. In früheren Jahren, in denen falscherweise Operationen ausgeführt wurden, um Fälle von schwerer Hämatemesis zu retten, sah man oft die Mucosa mit ganz kleinen Punkten besetzt, aus denen sich fortwährend Blut entleerte; der Magen „weinte Blut". Das Blut kam von multiplen Punkten einer akuten Ulceration. Wenn ein Patient eine so schwere Blutung hat, daß es zum Tode kommt und wenn die Ursache der Blutung die Arosion eines Gefäßes in einem Magenulcus ist, wird man weitaus häufiger ein chronisches als ein akutes Ulcus finden. So viele Fälle von Hämatemesis haben ihre Ursache in der Toxämie einer Appendicitis oder anderer schwerer Infektionen, in Lebercirrhose, in Anämie, daß es nicht möglich ist, aus dem Auftreten dieses Symptomes übereilte Schlüsse auf das Vorhandensein eines chronischen Magenulcus zu ziehen. In allen Fällen von Duodenalulcus können sowohl Hämatemesis als Melaena vorkommen; die letztere übertrifft fast ausnahmslos an Menge und Häufigkeit die erstere.

Ein genauer Überblick über alle Einzelheiten der klinischen Anamnese gestattet die Diagnose des Ulcus duodeni mit einem ziemlichen Grad von Sicherheit zu stellen. Hingegen sollte man immer zurückhaltend sein in der Diagnose von Magengeschwüren. Ein Duodenalulcus ist viel häufiger als ein solches des Magens und deshalb hat, wenn eine

„Ulcusanamnese" erhoben wird, die Annahme, daß das Ulcus jenseits des Pylorus liegt, eine viel größere Wahrscheinlichkeit für sich: denn auf Wahrscheinlichkeit baut sich ja das ganze Leben auf. Es ist aber noch mehr als das in Betracht zu ziehen. Es gibt so viele Zustände, die ihren Ursprung anderwärts haben, im Abdomen oder außerhalb desselben, die in Magenschmerzen zum Ausdruck kommen, daß selbst die genaueste Analyse aller Symptome uns doch nicht zur Überzeugung bringen kann, daß eine anatomische Läsion des Magens vorhanden ist. Ich kann vielleicht meine Erfahrung der klinischen Diagnose dieser beiden Zustände zusammenfassen, indem ich sage, daß ich im Vertrauen auf die Anamnese allein die Diagnose Ulcus duodeni stelle, mich verletzt fühle und mich wundere, wenn ich Unrecht habe; wenn ich hingegen mit einem Gefühl von Stolz über meinen Mut die Diagnose Magenulcus stelle, mich sehr befriedigt fühle, ja sogar ein wenig gehoben, wenn ich recht habe. Wir wenden uns deshalb mit Vorliebe in allen Fällen von Magenulcus anderen Untersuchungsmethoden zu, von denen wir weitere Aufklärung erhoffen.

Von allen gebräuchlichen Methoden der Diagnostik sollte die des Röntgenologen von größtem Wert sein. Bei der Diagnose des Magenulcus verdient sie den Ehrenplatz; in erfahrenen Händen ist sie viel genauer als irgendeine andere Methode, sei sie nun klinisch, chemisch oder eine Zusammenfassung aller anderen Methoden. Sie ist in der Tat so zuverlässig, daß, wenn eine klinisch gestellte Diagnose von Ulcus ventriculi nicht vom Röntgenologen bestätigt wird, sie selten, wenn jemals angenommen werden sollte. Es gibt in der Tat nur zwei sichere und unwiderrufliche Methoden, die Diagnose eines Ulcus ventriculi zu stellen — die des Röntgenologen und die des Chirurgen. Wenn ein Magengeschwür nicht gesehen wird, können wir nie ganz sicher sein, daß es tatsächlich vorhanden ist. Wir müssen mit dem, was wir sehen und nicht mit dem, was wir glauben, vorwärts kommen. Meiner Meinung nach ist es ganz richtig, wenn man sagt, daß eine rein klinische Diagnose von keinem Zustand so leicht falsch sein kann wie von einem „Magengeschwür". Dennoch findet man häufig Fälle, bei denen diese Diagnose auf Grund fadenscheinigster klinischer Feststellungen gemacht worden ist. Wenn eine solche Diagnose zur Grundlage für eine interne Behandlung, wenn eine solche Behandlung zu einem „System" wird und wenn die statistischen Resultate solcher Systeme uns vorgelegt werden, um unsere Hochachtung und Bewunderung zu erregen, so können wir uns nur an die Stirn greifen über die Unmenge von Falschheit, die so imposant aussieht, aber in Wahrheit so unwirklich ist. Sollten wir nicht, bis wir viel mehr gelernt haben, als wir augenblicklich wissen, beschließen, den Ausdruck Magengeschwür nur in jenen Fällen anzuwenden, in welchen die Diagnose sicher ist, und den Erfolg von Behandlungsmethoden, sowie das Schicksal der Läsionen nur in solchen sichergestellten Fällen beurteilen?

Die röntgenologischen Zeichen eines Ulcus sind von CARMAN u. a. eingehend beschrieben worden. Die Nische oder begleitende Tasche konnte in genau einem Drittel unserer Fälle deutlich gesehen werden; der bleibende Spasmus einer Magenzone, die „Einkerbung" der großen Kurvatur, die man mit oder ohne Krater sieht, zeigt mit geradeso großer Sicherheit wie die Nische das Vorhandensein eines Ulcus an. Der Zustand des Magens in bezug auf allgemeinen Muskeltonus wird jetzt immer beobachtet; es ist interessant, festzustellen, daß der orthotonische, der hypo- und hypertonische Typus in genau der gleichen Häufigkeit in Fällen von nachweisbarem Magenulcus vorkommt. In Fällen von Duodenalulcus wurde ein orthotonischer Zustand in 44%, ein hypotonischer in 24%, ein hypertonischer in 32% gefunden. Deformitäten des Bulbus duodeni sind ein ebenso sicheres Zeichen eines Ulcus wie die Nische und die Einkerbung in Fällen von Magenulcus. Wenn eine Stenose durch die feste Ausheilung eines Ulcus hervorgerufen worden ist, sei es im Magen oder im Duodenum, oder in diesen beiden, liefert die Röntgenuntersuchung die besten Beweise der vorhandenen Veränderung.

Eine weitere Untersuchungsmethode, die wir in den meisten Fällen anwenden, besteht in der Untersuchung des Mageninhaltes nach der fraktionierten Methode von REHFUSS. Im Verlaufe meiner früheren Erfahrungen ließ ich einige hundert Fälle nach der EWALDschen Probemahlzeit untersuchen. Ich habe aber gefunden, daß so wenig brauchbare Anhaltspunkte gewonnen wurden und diese mit so großem Zeitverlust und Mühe sowohl für den Patienten wie für uns verbunden waren, daß ich froh war, dieses Vorgehen gänzlich zu verlassen. Die neue Methode, die wir mehr als ein Jahr angewendet haben, ist rationeller und hat weit bessere Anhaltspunkte ergeben. Die nachfolgende Tabelle zeigt die gewonnenen Resultate. Hierbei ist die Einteilung der 6 Grade der Acidität von Dr. J. R. BELL, Melbourne, gewählt worden, dem ich für einen Teil dieser Arbeit verbunden bin.

Es wird auffallen, daß nur 20% der Magenulcusfälle eine hohe Normalkurve oder Hyperchlorhydrie zeigen, während der Prozentsatz dieser Veränderungen in Fällen von Ulcus duodeni 72,7% beträgt. Das Charakteristicum der Tabelle in Fällen von Ulcus duodeni ist der „terminale Anstieg", doch war auch dieser in weniger als der Hälfte der Fälle vorhanden. Eine Verzögerung der Magenentleerung war in beiden Gruppen auffallend. Eine schnelle Entleerung eines hypertonischen Magens bei gleichzeitiger Hyperacidität der Probemahlzeit oder hoher Normalkurve wurde in bloß 6 Fällen von Ulcus duodeni und in einem Fall, bei dem ein kleines Magenulcus hoch oben an der kleinen Kurvatur saß, beobachtet.

Ergebnisse der neuen Untersuchungsmethode bei 110 Ulcusfällen.

	Ulcus ventriculi (39 Fälle)		Ulcus duodeni (71 Fälle)	
	Zahl der Fälle	Prozent	Zahl der Fälle	Prozent
Achlorhydrie	5	13,1	4	5,5
Hypochlorhydrie . . .	6	15,7	3	4,1
Niedriger Normalwert	7	18,4	9	12,8
Normal	13	34,2	4	5,5
Hoher Normalwert .	6	15,7 } 20,9	17	24,2 } 72,7
Hyperchlorhydrie . .	2	5,2	34	48,5
Kurve mit terminalem Anstieg	1	0,2	21 (in 45)	46,6
Magen entleert sich innerhalb 2 Stunden	7	18,6	20	28,5
Zwischen 2 und 3 Stunden	12	31,5 } 78,8	35	50 } 72,8
Nach 3 Stunden . .	18	47,3	16	22,8

Zum Vergleich mit dieser Tabelle zeige ich eine andere (auf der gegenüberstehenden Seite), die aus den Krankengeschichten der Patienten zusammengesetzt ist, die mir als wahrscheinliche Fälle von Magen- und Duodenalulcus zugeschickt wurden. Bei keinem konnte irgendein Ulcus nachgewiesen werden, in zwei Fällen entleerte sich ein hypertonischer Magen schnell und die REHFUSS-Tabelle zeigte Hyperchlorhydrie. In einem anderen Fall war ein ähnlicher Magenzustand mit einem niedrigen Normaltypus der Acidität verbunden.

Wir wollen nun annehmen, daß die Diagnose eines Magen- oder Duodenalulcus mit großer Sicherheit gemacht worden ist. Es wird sich nun sofort die Frage aufdrängen, welche Behandlungsmethode anzuwenden ist, um den Patienten von seinen Symptomen zu befreien und um endlich die große Lebensgefahr zu beseitigen, die die Krankheit unleugbar mit sich bringt. Über diese Frage hat es zwischen dem Internen und dem Chirurgen lebhaften Streit gegeben — ein Streit, der mich offen gestanden recht wenig interessiert. Ich betone, daß ich selten meinen Patienten Ratschläge erteile. Mein Bemühen ist es, einen Fall zur Diskussion zu stellen, die Wahrscheinlichkeit der Diagnose und die Gründe für und gegen irgendeine Behandlungsmethode zu besprechen, sei es eine innere oder eine chirurgische. Da ich ein Arzt bin, der verurteilt ist, im Schatten der chirurgischen Praxis zu wandeln, habe ich nicht den Wunsch, irgendeine Methode vorzudrängen und bin ernstlich beflissen, dem Patienten das ganze Problem vorzulegen, wie ich es mir oder einem nahen Verwandten vorlegen würde. Ich bitte den Patienten anzunehmen — was im vorliegenden Falle für die Besprechung und Beschlußfassung ungenau erscheinen mag —, daß meine Diagnose richtig ist und daß er ein

Ulcus im Magen oder Duodenum hat. Die relativen Vorteile einer inneren oder chirurgischen Behandlung müssen dann in Betracht gezogen werden.

23 Fälle von chronischer Infektion im Abdomen.

Einschließlich der Fälle von Appendicitis, von Tuberkulose des Darmes oder der mesenterialen Lymphdrüsen, die alle klinisch einem Ulcus ventriculi oder duodeni ähnlich waren.

	Fälle	Prozent	
Achlorhydrie	3	13	
Hypochlorhydrie	8	34,7	
Niedriger Normalwert	5	21,7	
Normal	6	26	
Hoher Normalwert	—	4,3	} 4,3
Hyperchlorhydrie	1	—	
Kurve mit Terminalanstieg	3	13	
Magen entleert sich innerhalb 2 Stunden	4	17	
Zwischen 2 und 3 Stunden	12	52	} 83,0
Nach 3 Stunden	7	31	

In allen Fällen, die zur Begutachtung eintreffen, sind schon Symptome seit Jahren vorhanden. Während der letzten 10 Jahre war die Durchschnittsdauer der Symptome $7^1/_2$ Jahre in Fällen von Duodenalulcus (ausgenommen in den Fällen von Perforation, bei denen die Dauer kürzer ist) und $9^1/_2$ Jahre in Fällen von Magenulcus. Jeder Patient wurde von einem Arzt während eines oder vieler seiner Anfälle behandelt; die interne Behandlung hat viel dazu beigetragen, die Schmerzen zu erleichtern und die Anfälle abzubrechen; aber einer Ruhepause war nach kürzerer oder längerer Zeit eine neue Periode vielleicht gesteigerter Aktivität des Ulcus gefolgt. So hat denn die interne Behandlung in ihrem hauptsächlichen Ziele, nämlich der Dauerheilung des Ulcus, versagt. Und wir haben Grund zu befürchten, daß sie zweifellos in der Mehrzahl der Fälle versagen wird. Jeder, der das Aussehen eines chronischen Magen- oder Duodenalulcus bei der Operation kennt, wird begreifen, wie groß die Wirkung sein muß, wenn eine vollständige Heilung stattfinden soll und wie leicht die große und tiefe Narbe, welche daraus hervorgeht, zu neuerlicher Schädigung neigt, einer Provokation, der der normale Magen vielleicht ohne weiteres standhalten würde. Daß Heilung ab und zu wirklich vorkommt, wird durch das Auffinden von festen Narben bei der Sektion erwiesen. Es liegt auf der Hand, daß man, um eine vollständige Vernarbung des Ulcus zu erzielen, von Anfang an die größte Sorgfalt anwenden und über eine längere Zeit hinaus gewissenhaft und ohne Unterbrechung fortsetzen muß.

Die interne Behandlung dieser Zustände ist allzuoft dem Zufall und gutem Glück überlassen. Was die Spitalpatienten anbetrifft, so glaube ich, daß es kaum möglich ist durchzuführen, daß sie während einer hinreichend langen Zeit eine angemessene Behandlung erhalten. Kein Spital kann die Mittel aufbringen, um sie auf der Abteilung zu behalten und während der poliklinischen Behandlung sind sie nachlässig und können oder wollen die Vorschriften nicht beobachten, die ihnen in bezug auf Ruhe und Diät gegeben werden. In der Privatpraxis scheinen wenige Patienten sich mit ganzem Herzen der Behandlung unterziehen zu wollen und vor allem nicht dem, was ihnen als eine weitschweifige Kontrolle, lange nachdem die Symptome gänzlich verschwunden sind, erscheinen muß. Ich möchte geneigt sein anzunehmen, daß in allen Fällen viele Wochen und vielleicht in einigen viele Monate im Bett zugebracht werden müssen bei beschränkter Diät und bei geeigneten Arzneien, ehe ein Geschwür von großer Fläche, mit einem tief eingehöhlten Krater und einem harten unnachgiebigen Rand irgendeine Wahrscheinlichkeit bietet auszuheilen.

Wichtig ist es, in Erinnerung zu bringen, daß das Verschwinden der Symptome, was oft schon kurze Zeit nach Beginn der Behandlung beobachtet wird, nicht die Heilung des Ulcus anzeigt; denn wie ich gesagt habe, ist es jedem Chirurgen bekannt, daß bei der Operation, nachdem ein ,,Anfall" vorüber ist, ein offener Ulcuskrater gefunden werden kann. Die Behandlung muß aus diesem Grunde noch lange, nachdem alle Schmerzen verschwunden sind, fortdauern. Bei der Operation, die ich bisweilen wegen nicht resezierbarer Magengeschwüre ausführe — nämlich der Ge. kombiniert mit der Jejunostomie —, wird der Patient durch ein Röhrchen, das direkt in den oberen Dünndarm einmündet, ernährt und nicht die geringste Nahrungsmenge, sei sie fest oder flüssig, wird ihm durch den Mund verabreicht. Die Heilung des Ulcus wird mittels der Röntgendurchleuchtung beobachtet. Sie ist stets sehr langsam — sie variierte von 6 bis zu 9 Monaten. Wir müssen annehmen, daß noch längere Zeit nötig sein wird, wenn Nahrung, sogar der reizlosesten Art, per os genommen wird, denn die Berührung der Nahrung mit der Wundoberfläche des Ulcus, die Retention von Nahrungsresten in der Tiefe des Kraters und die aktive Bewegung des Magens, vor allem wenn das Ulcus adhärent ist, sind alles Momente, die geeignet sind, den Heilungsprozeß zu verzögern.

Vor Beginn der Behandlung muß eine allgemeine Untersuchung des Patienten vorgenommen werden, vor allem auf Vorhandensein von Infektionsquellen im Munde und in den Nebenhöhlen. Ich operiere nie einen Fall von Magen- oder Duodenalerkrankung, bevor die zahnärztliche Abteilung festgestellt hat, daß im Munde keine Infektion zurückbleibt. Sehr viel wird unter Umständen gemacht werden müssen, bevor dieses Resultat erreicht ist. Aber es erscheint als sehr wichtige Vorbereitung, sei es in bezug auf Narkosegefahr, sei es in bezug auf die Diät nach der Operation.

Die meisten „Systeme" innerer Behandlung geben als wichtigsten Bestandteil Alkali. Die „Sippymethode" besteht in häufigen Alkaligaben per os, wobei dies bis zu einem Extrem getrieben worden ist, das in einzelnen Fällen schädlich gewesen zu sein scheint. Es ist interessant festzustellen, daß in fast 50% unserer nachgewiesenen Fälle von Magenulcus die REHFUSS-Kurve eine unternormale Kurve, in fast 35% eine normale Kurve gezeigt hat; in nur 5% war Hyperchlorhydrie vorhanden. Hat diese Praxis, Alkalien zu geben, in dem Wunsch ihren Ursprung gefunden, die „Acidität" (Sodbrennen) zu neutralisieren, über die der Patient manchmal klagt, obgleich er vielleicht eine geringere Menge von freier HCl hat als normal? oder basiert sie auf der chemischen Untersuchung des Mageninhaltes von Patienten, von denen man nur sagt, daß sie ein „Magengeschwür" haben, von denen man aber nicht mit Sicherheit weiß, ob sie wirklich eines besitzen? Die große Differenz, die zwischen der behaupteten Häufigkeit von Magenulcus in der Praxis und der bekannten Seltenheit dieser Krankheit auf dem Operationstische besteht, ist ein Grund, um die Diagnose mit der größtmöglichen Vorsicht und Zurückhaltung in einer großen Anzahl von Fällen zu stellen. Wenn diese Zurückhaltung berechtigt ist, so wird die interne Behandlung des „Magenulcus" bei ganz anderen Krankheiten angewendet. Ich möchte die Frage aufwerfen, ob eine „saure" Behandlung des Magenulcus nicht rationeller wäre als eine „alkalische". Die Zellen der Magenmucosa entstehen, leben, wachsen und gehen nach normaler Zeitspanne in einem sauren Medium zugrunde. In Fällen, in denen nachweisbar ein Magenulcus existiert, ist eine verringerte Acidität bei weitem häufiger als eine vermehrte. Wenn die Einführung von Alkali später eine Vermehrung der Säure hervorbringen soll (dies trifft für Natr. bicarbon. bestimmt zu), dann ist die Behandlung eine rationelle; aber dies ist meines Wissens nicht die Basis der alkalischen Methode. Ich möchte weiter fragen, warum die interne Behandlung einschließlich der Verabreichung von Alkalien die gleiche ist in den Fällen von Duodenal-, wie in den Fällen von Magengeschwür. Die chemischen Zustände in beiden Krankheiten sind ganz verschieden.

Wert der inneren Behandlung.

Die Stellung in bezug auf den Wert der inneren Behandlung scheint also wie folgt zu sein.

I.

Die interne Behandlung, wenn sie gewissenhaft unternommen wird, wird fast ausnahmslos und mit äußerster Schnelligkeit einen Wechsel in der Schwere der Symptome bedingen. Der Patient wird rasch die starken Schmerzen, an denen er litt, verlieren, er wird anfangen, die einfachen Speisen, die am leichtesten verdaut und fortbewegt werden, zu wünschen und wird bemerken, daß er dieselben ohne Beschwerden nehmen kann. Der „Anfall" kann beim Duodenalulcus innerhalb weniger Tage beendet sein, beim Magenulcus innerhalb zwei oder drei Wochen, sogar in den Fällen von äußerst widerspenstigen Ulcera, die während mehrerer Jahre intermittierend Symptome gemacht haben. Soweit ich es nach Untersuchungen von Operationspräparaten sagen kann, verschwinden die Symptome, sobald ein Ulcus irgendeine Heilungstendenz zeigt. Das Ulcus wird, obgleich es noch groß und ungeheilt ist, „latent".

Die innere Behandlung muß aber notwendigerweise nicht nur ohne Wissen der genauen Zustände in irgendeinem Ulcus ausgeführt werden, denn nicht einmal der erfahrenste Röntgenologe kann uns alles, was wir wissen möchten, sagen, sondern auch ohne Kenntnis der begleitenden und vielleicht ursächlichen Infektion im Abdomen. In der Reihe von 718 Fällen habe ich 307 mal die Appendix und 23 mal die Gallenblase entfernt. In mehr als 50 Fällen waren die Gallenblase oder die Appendix, oder beide, vorher operativ erledigt worden. In vielen Fällen, bei denen ich eine Appendektomie ausführte, habe ich das Gefühl gehabt, daß die eindeutige und oft starke Erkrankung des Wurmes der Entstehung des Ulcus oder der Ulcera im Magen und Duodenum vorausgegangen war und ich habe sie folglich als eine primäre Infektionsquelle angesehen. Ab und zu scheint ein Fall die Ansicht von ARBUTHNOT LANE gestützt zu haben, daß das Kolon eine Rolle in der Ursache der Magenkrankheiten spielt; in wenigen Fällen hat mich das sehr lose und überfüllte Colon ascendens dazu veranlaßt, nach Angaben von WAUGH, diesen Darmteil nach seiner Methode an die hintere Abdominalwand zu fixieren. Man darf die Bedeutung eines heruntergesunkenen Kolon nicht vergessen, das die oberen Mesenterialgefäße straff über den dritten Teil des Duodenums zieht und dort eine Obstruktion hervorbringt.

Der Zusammenhang von Abdominalerkrankungen ist bis jetzt mehr eine Sache der Vermutung als einer bestimmten Annahme gewesen. Die Hartnäckigkeit, mit der manche Chirurgen ihren extremen Standpunkt in dieser Sache vertreten, scheint nicht im Verhältnis zu den Beweisen zu stehen, die sie zur Stütze anführen können. Überzeugungen tragen die Maske von Wahrheiten. Die Kraft der Überzeugung eines Mannes mag bisweilen nur den Mangel oder die Schwächen seines Wissens verraten. Unsere Kenntnisse von der so häufigen Begleiterkrankung der Appendix, der Nachahmung der Ulcussymptome durch einen erkrankten Wurmfortsatz, der „Rötung" des Pylorus, die durch eine Lymphangitis bedingt wird, die von einer anderen Stelle auf den Magen übergreift, der Arbeit WILKIES über retrograde Omentumembolie, der von BRAITHWAITE über den Lymphabfluß des Ileocöcalwinkels usw., überzeugen uns von der Wahrheit, daß eine innere Behandlung nicht dazu beitragen kann, uns über die vielen wichtigen Umstände, deren Kenntnis durchaus wünschenswert, sogar durchaus nötig ist, Aufschluß zu geben. Wenn es nötig ist, einen septischen Herd im Munde vor Beginn der inneren Behandlung zu beseitigen, wird es kaum erlaubt sein, irgendeinen infektiösen Herd im Abdomen bestehen zu lassen, denn auch dieser kann vielleicht eine primäre oder wenigstens eine beitragende Ursache darstellen. Aus diesem Grunde verdient die innere Behandlung eher als eine Methode der zeitweisen Erleichterung, des Hinausschiebens von Unbequemlichkeiten oder drohenden Gefahren unsere Aufmerksamkeit, als daß sie als Weg zur Aufklärung oder zur Heilung des Patienten gelten könnte. Mit diesen Einschränkungen ist tatsächlich das erschöpft, was wir zugunsten der inneren Behandlung sagen können.

II.

Indes scheint die interne Behandlung, so genau sie auch während eines „Anfalles" und während Wochen oder Monaten, nachdem die Symptome vergangen sind, durchgeführt wird, ganz machtlos zu sein, einen Rückfall der Erscheinungen in einer großen Zahl von Fällen zu verhindern. Was die Patienten, die in das Spital eintreten, betrifft, so ist in deren Anamnese ein immer wiederkehrendes Charakteristicum, das Vorhandensein von „Anfällen", denen wieder beschwerdelose Zeiten folgen. In meiner gegenwärtigen Serie befinden sich gewiß nicht weniger als 100 Patienten, welche eine Reihe von „Behandlungen", die Bettruhe von 4—6 Wochen öfters als zweimal beanspruchten, mitgemacht haben. Es findet sich keiner darunter, der nicht mehrmals intern behandelt wurde, und müde und mutlos haben sich viele von ihnen dann nur sehr spät an einen Chirurgen um Hilfe gewandt. Ein sehr bekannter Chirurg hat gesagt, daß er selten einen Patienten operiert, dessen Ulcus nicht schon 9 mal „geheilt" worden ist. Die Heilung, die einer solchen Behandlung folgt, kann einige Monate bis einige Jahre andauern. Es muß Fälle geben, in denen ein Rückfall nie stattfindet, aber obwohl ich eine langwierige Nachforschung, die nicht als oberflächlich bezeichnet werden kann, bei vielen Patienten ausgeführt habe, habe ich kaum ein halbes Dutzend gefunden, von denen dies wirklich behauptet werden kann. Und der Befund der Narbe eines chronischen Ulcus im Magen oder Duodenum eines Patienten, der wegen einer anderweitigen Erkrankung im Abdomen operiert wird, ist, wie alle Chirurgen wissen, äußerst selten.

Während der rezidivierenden Anfälle treten die Katastrophen, die wir befürchten, plötzlich auf. Bei dem Auftreten einer Blutung können wir in die ernsteste Verlegenheit kommen. Wenden wir eine interne Behandlung an, Bettruhe, Nahrungsentzug, Einführen eines fremden Serums, intravenöse Injektion von Calciumchlorid oder eine direkte Bluttransfusion, so kann die Blutung vielleicht zum Stehen gebracht werden und der Patient sich so weit erholen, daß er den Gefahren der Operation gewachsen ist. Der Patient kann auch trotz allem, was getan werden kann, oder sogar bevor wir etwas unternehmen können, sterben. In dem letzten Jahr wurde ich von drei Patienten mit Duodenalulcus, die alle eine längere innere Behandlung durchgemacht hatten, konsultiert. Aus Familien- und Geschäftsgründen wünschten alle, daß eine Operation verschoben werde. Wenn ich in einem solchen Fall um meine Zustimmung gebeten werde, so bedaure ich, daß ich nur ein Chirurg und nicht ein Prophet bin und daß ich die Gefahren, die in der Zukunft liegen und die vielleicht unmittelbar bevorstehen, nicht voraussagen kann. Die 3 Patienten starben an Blutung, noch bevor ein Chirurg Gelegenheit hatte, ihnen zu helfen. Wenn ich 3 Patienten finden soll, die unter meiner Behandlung nach einer Operation gestorben sind, so muß ich sehr viele Jahre zurückgehen und fast 1000 Krankengeschichten durchsehen.

Ich verdanke Prof. M. J. STEWART eine Zusammenstellung der Fälle von Magen- und Duodenalulcus, die von 1910—1921 einschließlich im Leeds Infirmary gestorben sind. Unter den Magengeschwüren befinden sich 75, bei welchen der Tod wegen Blutung oder Perforation und Peritonitis eingetreten war. Diese verhängnisvollen Katastrophen können sowohl im Zusammenhang mit „akuten" als auch mit „chronischen" Magengeschwüren auftreten. Es erfolgten 61 Todesfälle nach Perforation — in 60 Fällen war ein chronisches, in 1 Fall ein akutes Ulcus vorhanden. Blutung bedingte in 14 Fällen den Tod — bei 13 war ein chronisches Ulcus vorhanden, bei 1 Fall ein akutes, das ein Endstadium bei vorgeschrittener Herzerkrankung darstellte; die Blutung war nicht die einzige oder hauptsächlichste Todesursache. Daraus ist zu sehen, daß ein tödlicher Ausgang dieser Komplikationen verhältnismäßig selten bei akuten Geschwüren auftritt. Das chronische Geschwür ist es, das im akuten Stadium schließlich blutet oder perforiert und dadurch den Tod bedingt. Die Patienten mit dieser Art von Geschwüren haben fast ohne Ausnahme nicht nur ein oder zweimal, sondern verschiedentlich eine Behandlung durchgemacht. Allerdings ist die Behandlung oft kurz gewesen und hat eher aus Nachlässigkeit des Patienten aufgehört, als deshalb, weil der behandelnde Arzt einer Unterbrechung zugestimmt hatte. Es ist unbedingt notwendig, jeden Patienten zu warnen, daß die Beseitigung der Symptome nicht eine Heilung des Ulcus bedeute.

Während der gleichen Zeitspanne sind 128 Fälle vorgekommen, bei denen der Tod unmittelbar auf die Blutung eines Duodenalulcus oder auf dessen Perforation zurückgeführt werden konnte. Darunter befanden sich 12 Fälle von Blutung, bei allen war das Ulcus chronisch. Perforationstodesfälle waren 117, in 12 von diesen war ein akutes Ulcus vorhanden, in 4 von diesen 12 Fällen waren auch chronische Ulcera zu sehen und in jedem Fall war es das chronische Ulcus, das perforiert war, das akute war nur eine Begleiterscheinung. In den übrigen 105 Fällen von Geschwür waren die Ulcera von chronischem Typus. So findet sich denn auch hier die Perforation sehr viel häufiger in Fällen von chronischem Ulcus. Eine vollständige Anamnese kann nicht immer erhoben werden, denn sogar heutzutage werden Patienten sterbend in das Spital gebracht, 2, 3 oder sogar 4 Tage nachdem die Katastrophe aufgetreten ist. Aber die Akten zeigen, daß die große Mehrzahl der Patienten während kürzerer oder längerer Perioden in Behandlung gestanden ist. Die chirurgische Mortalität ist vollkommen bekannt, dagegen ist in bezug auf die Mortalität unter den Patienten, die „geheilt" von ihren Anfällen Monate oder vielleicht Jahre später während eines akuten Zwischenfalles sterben, bei dem keine Zeit war, sie zu retten, nicht alles klargestellt.

III.

In Fällen von intern behandelten Ulcera dürfen wir das Problem der carcinomatösen Degeneration am Rande eines einfachen Ulcus nicht außer acht lassen. Die Ansichten über dieses Thema scheinen ganz entgegengesetzt zu sein und zwar, wie ich glaube, deshalb, weil jede der streitenden Parteien das ganze Material von verschiedenem Standpunkt aus betrachtet. Ich kann nur über Fälle reden, die ich sehe, und diese sind natürlich größtenteils, aber nicht einzig und allein eine besondere Gruppe, bei der alle Versuche mit Ausnahme der des Chirurgen erschöpft worden sind. Ich operiere weniger als die Hälfte der Fälle, die zu diesem Zwecke geschickt werden, so daß ich wohl behaupten kann, daß ich einige Erfahrung über die Fälle habe, die als „intern" bezeichnet werden.

Unter den Fällen von Magencarcinom, die ich auf dem Operationstisch sehe, haben regelmäßig durchschnittlich 2 von 3 eine ältere Anamnese, die sehr an Magenulcus erinnert. Daß eine solche Anamnese falsch oder irreleitend sein kann, weiß niemand besser als ich, aber bevor ich zugebe, daß die Anamnese Anhaltspunkte für Ulcera bietet, sortiere ich sie sorgfältigst und subtrahiere davon so viel als möglich. In manchen Fällen findet man bei der Operation ein Ulcus scheinbar vom üblichen chronischen Typus. Vielleicht erweckt die makroskopische Untersuchung nicht den leisesten Verdacht auf Malignität. Mikroskopisch findet man frühe maligne Degeneration nur an einem Rande des Ulcus. Dieses war in 18,5% von den für chronische Ulcera gehaltenen Geschwüren der Fall. In anderen Fällen sieht man ein Ulcus simplex chronicum, dessen einer Rand verdickt, erhaben, gerötet und weicher ist als der normal rigide, steile oder überhängende Rand. Dieser Teil zeigt carcinomatöse

Veränderung. In einem Falle fanden sich zwei solche Stellen an entgegengesetzten Rändern; die eine zeigte ein Zylinderzellencarcinom, die andere einen Scirrhus. Andererseits gibt es wieder Fälle von Duodenalulcus, bei denen die Symptome oft unzweideutig und hartnäckig in Abständen während Jahren vorhanden sind und bei denen in der letzten Zeit eine neue und bei weitem größere Gefahr aufgetreten ist. Bei der Operation findet man ein sehr altes Duodenalulcus, das sich in letzter Zeit über die Pyloruslinie ausgedehnt hat; der magenwärts gelegene Ulcusrand erweist sich als malign.

In einer Reihe von Fällen von Magengeschwür, welche mit Resektion behandelt wurden, bei denen der Pathologe ein Fehlen von maligner Degeneration nachweisen konnte, starben 2 Patienten an ,,wiederkehrendem" Carcinom mit Wachstum im Magen oder in den zugehörigen Lymphdrüsen und in der Leber. Man sagt uns, daß Magenulcera, die eine gewisse Größe, ungefähr 1 Zoll ($2^1/_2$ cm) erreichen, stets malign sind. Soll das heißen, daß das einfache Ulcus nie so groß wird oder daß ein einfaches Geschwür, das so lange andauert, um diese Größe zu erreichen, unvermeidlich malign degeneriert? Wenn eine Magenresektion wegen eines eindeutigen Magencarcinoms ausgeführt wird, das für jedermann leicht zu erkennen ist, wird die Krankheit wahrscheinlich einen großen Teil des Magens durchsetzt haben. Jede Spur eines ursprünglich chronischen Ulcus, wenn ein solches vorhanden gewesen ist, wird dann überwuchert und nicht zu erkennen sein. Wenn Patienten an Magencarcinom ohne Operation sterben, so wird die Krankheit so weit vorgeschritten sein, daß es unmöglich sein wird, irgendwelche Anhaltspunkte für eine vorausgegangene Erkrankung zu finden. Deshalb lassen uns bei der Frage des Vorkommens von Carcinom und Ulcus die Sektionsbefunde im Stich. Nur bei der Untersuchung von Resektionspräparaten, die in den Anfangsstadien von Carcinom gewonnen wurden, kann eine zuverlässige Einsicht gewonnen werden. Gibt es einen Chirurgen, der findet, daß derartige Fälle zu früh zugeschickt wurden?

Ich will keine Zahlen angeben, aber die kumulative Wirkung des Beweismaterials, das ich vorgebracht habe, macht mich für das Schicksal jedes an Magenulcus leidenden Patienten außerordentlich besorgt. Halten wir den Übergang von einer einfachen zu einer malignen Erkrankung für möglich, wenn auch für selten, so bietet die Resektion als Methode in Fällen von chronischem Magenulcus ersichtliche Vorteile, die keine andere Operation beanspruchen kann. Ihre Mortalität ist bedeutend geringer als die jener Form des Magenkrebses, die sich als so gefährlich erweist, nachdem allein eine Gastroenterostomie wegen des angeblichen Ulcus simplex ausgeführt worden ist, während der Krebs schon angefangen hat zu wachsen oder später wächst, wenn das Ulcus nicht heilen will.

Vielleicht lohnt es sich, die Tatsache in Erinnerung zu rufen, daß das echte chronische Ulcus eine seltene Krankheit ist. Wenn das Magenulcus als eine häufige Krankheit aufgefaßt wird — d. h. wenn die klinische Diagnose allein angenommen wird —, wird sicherlich das Auftreten von Krebs unter solchen Fällen verhältnismäßig sehr klein sein.

IV.

Endlich kann man die Frage aufwerfen, ob im Falle eines Magenulcus die interne Behandlung wirklich ihren höchsten Zweck, die Dauerheilung des Geschwürs erreicht. Die Beantwortung ist nicht so einfach, wie sie vielleicht scheint. Bevor wir diese Antwort geben können, müssen wir von einem Fall wissen: erstens, daß zweifellos ein Ulcus vorhanden gewesen ist, wobei die Beweise nicht nur klinische sein müssen; zweitens ob eine Röntgenuntersuchung, die die Diagnose bestätigte, jetzt zeigt, daß das Ulcus geheilt ist; und drittens, daß das geheilte Ulcus nicht einige Monate oder Jahre später wieder rezidiviert. Ist dieses Beweismaterial auch nur für eine kleine Zahl von Fällen zu erbringen? Für die angebliche Heilung eines fiktiven Ulcus haben wir genug Beweismaterial, aber über die Angaben, welche die Grundbedingungen, die ich erwähnt habe, erfüllen, ist fast nichts zu finden. Indessen möchte ich höflichst vorschlagen, daß, wenn behauptet wird, eine innere Behandlung könne zur Ausheilung eines Magengeschwüres führen, uns auch dieser Beweis geliefert werden sollte.

Die Gefahren einer internen Behandlung sind aus diesem Grunde außerordentlich groß. Die Mortalität ist sehr viel größer als bei der chirurgischen Behandlung. Es ist wahrscheinlich, daß nur die allerernstesten Fälle der Operation unterworfen werden. Indessen ist die Anzahl von Todesfällen nach Operationen im Verhältnis zu der Anzahl derer, die ohne die Möglichkeit der chirurgischen Hilfe sterben, ganz unbedeutend. Die Todesfälle, die unglücklicherweise so häufig durch Blutung oder Perforation entstehen, sei es, daß die Patienten fast in zwölfter Stunde operiert werden oder nicht, sind Todesfälle, die durch die interne Behandlung nicht vereitelt worden sind, die fast alle Patienten in den Zwischenpausen während Monaten oder Jahren genossen haben. Ein Patient ist gerade so tot, wenn er nach einer internen Behandlung stirbt als nach einer chirurgischen. Wenn er nach einer Operation stirbt, wird die Chirurgie wahrscheinlich die Schuld daran tragen und sie vielleicht gelegentlich verdienen. Wenn ein Patient, der an Magen- oder Duodenalulcus leidet, ein- oder unzählige Male intern behandelt wird und an Blutung oder an Perforation stirbt, so muß diese Behandlung die Schuld tragen, wenn sie nicht vermochte, den tödlichen Ausgang zu verhindern. Die Mortalität ist die Mortalität der internen Behandlung gerade so gut, wie die Mortalität nach einer Operation die Mortalität der chirurgischen Behandlung darstellt.

Wenn nun der Interne diese Fälle als „intern" und nicht als „chirurgisch" anspricht, so ist es seine klare Pflicht zuzugeben, daß die interne Behandlung bezüglich Lebensgefahr oder Rückkehr des Leidens zur Zeit eine viel weniger wirksame und deshalb gefährlichere Methode darstellt, als irgendeine Operation, die der Chirurg ausführt. Ich sage das nicht, um die Internen aufzufordern, diese Fälle schnell dem Chirurgen zu überlassen, sondern vielmehr um vorzuschlagen, daß die interne Behandlung auf einen Grad der Leistungsfähigkeit und Sicherheit gehoben wird, die der entspricht, die die chirurgische Behandlung jetzt erreicht hat. Die gelegentliche Entdeckung von Narben chronischer Ulcera des Magens und Duodenums im Seziersaal macht es wahrscheinlich, daß sogar die hartnäckigsten Ulcera bisweilen zur Heilung gebracht werden können und vielleicht längere Zeit in Heilung verbleiben.

Die chirurgische Behandlung.

Die operative Behandlung des chronischen Magenulcus ist durch viele Phasen hindurchgegangen, und es scheint heute wenig Aussicht auf eine allgemeine Übereinstimmung auf diesem Gebiete vorhanden zu sein. Die erste Operation, die ausgeführt wurde, war die Gastroenterostomie und in einer sehr großen Anzahl von Fällen sind die Resultate gut gewesen. Aber um den Anforderungen zu genügen, denen die heutige Chirurgie in allem gerecht werden muß, sind die Resultate nicht gut genug gewesen. Ein Blick auf die Magenuntersuchungstabelle wird zeigen, daß in mehr als der Hälfte der Fälle eine geringe Verzögerung in der Magenentleerung vorhanden ist. Es ist heutzutage wohlbekannt, daß ein Ulcus der kleinen Magenkurvatur, weit vom Pylorus entfernt, mit einem so großen Grad von Pylorusspasmus verbunden sein kann, daß der Mageninhalt nicht mit normaler Schnelligkeit austreten kann. In solchen Fällen wird die Gastroenterostomie eine bessere Entleerung des Magens ermöglichen und nach Angaben ihrer Anhänger wird sie dem Ulcus „Ruhe" verschaffen. Indessen überwiegen die Einwände gegen die Gastroenterostomie alle ihre kleinen Vorteile. Die Einfachheit der Operation ist eine ihrer größten Gefahren, denn die Operation wird nur allzuoft von unerfahrenen Chirurgen ausgeführt, sie wird ausgeführt, wenn kein Ulcus vorhanden ist, die Läsion, die primär für die gastrischen Symptome verantwortlich ist, wird übersehen. Sie wird an Stelle einer richtigeren Operation ausgeführt und hat vielleicht nur eine zeitweise Erleichterung zur Folge, während jene zur „Heilung" führen würde. Ihre Ausführung in den Händen einiger ihrer wärmsten Anhänger hat eine Mortalität, die gerade so hoch ist, wie die der radikalen Operationen. In einer großen Anzahl von Fällen hat sie das Auftreten eines Krebses in dem Ulcus zur Folge, das die Operation nicht hat beseitigen können. Man glaubt, daß die Operation eine „physiologische" Wirkung habe, die einen guten Einfluß auf die Heilung des Geschwürs ausüben soll. Niemals ist genügendes Beweismaterial erbracht worden, das mich veranlassen könnte, an eines dieser beiden Märchen zu glauben. Die Gastroenterostomie wirkt nur mechanisch und in keiner anderen Art und Weise auf ein Geschwür im Magen. Ich habe eine Anzahl von Fällen gehabt, in welchen ein Magengeschwür oder ein Magencarcinom sich entwickelt hat, nachdem diese Operation wegen eines Ulcus duodeni ausgeführt worden war und SHERREN, dessen Erfahrung in Abdominalchirurgie groß ist, hat ähnliche Fälle beschrieben.

Die Operation wurde mit der Excision des Ulcus kombiniert oder, wie nach BALFOUR, mit der Zerstörung des Ulcus mittelst Thermokauter. Das glatte Herausschneiden des Ulcus mit dem Messer schien eine sehr verheißungsvolle Methode zu sein. Ich führte sie sehr viele Male aus und gab sie auf wegen des großen Prozentsatzes von Fällen, in denen das Ulcus wieder auftrat. BALFOURS Operation hat die großen Vorteile, daß sie das Ulcus gänzlich zerstört und daß sie, ebenfalls wegen der spezifischen Wirkung der Hitze auf die Krebszellen eine frühe maligne Degeneration, die am Rande des Ulcus vielleicht schon begonnen hat, zerstört. BALFOUR, der die höchsten chirurgischen Traditionen in die neue Generation hinüberträgt, dessen Meinung immer sehr ausschlaggebend ist, hat sich für diese Operation mit großem Nachdruck eingesetzt[1]), und alle die, welche sie in der MAYO-Klinik ausführen, sind davon sehr befriedigt. Ich führe sie sehr selten aus und behalte sie mir ausschließlich für kleine Ulcera hoch an der kleinen Kurvatur vor, die mit Pylorusspasmus und Magenretention verbunden sind. Ulcera an dieser Stelle sind oftmals fast unerreichbar und neigen sehr zu Adhäsionsbildung mit dem Pankreas oder irgendeinem nahe liegenden Gewebe. Wenn man sie durch Resektion entfernen wollte, so müßte der ganze Magen geopfert werden — eine schwierige Operation, gar nicht im Verhältnis stehend zu dem, was in einem solchen Falle notwendig ist. Deshalb wähle ich in solchen Fällen entweder BALFOURS Operation oder häufiger und mit Vorliebe die Methode der Y-förmigen Gastroenterostomie, kombiniert mit Jejunostomie. Die letztere Methode hat sich als sehr wertvoll in Fällen von ausgedehnten callösen, hochsitzenden Ulcera erwiesen, die mit dem Zwerchfell, der Leber oder dem Pankreas fest verwachsen waren. In solchen Fällen würde vor allem, wenn eine Blutung stattgefunden hat oder ein stärkerer Grad von Inanition vorliegt, eine Magenresektion manchmal unausführbar sein und würde immer ein sehr schweres oder sehr gefährliches Vorgehen darstellen. Die vollständige Ruhe, die die Jejunostomie dem Magen bietet, gibt dem Ulcus die größtmöglichen Heilungschancen. Eine periodische Untersuchung durch den Röntgenologen wird aber zeigen, daß unglücklicherweise

---

[1]) Annals of Surgery **24**, 448. 1921.

die Heilung des Ulcus sogar unter solchen Bedingungen einen äußerst langsamen und hingezogenen Prozeß darstellt.

Die Operation, die ich mit dem größten Vertrauen in der Mehrzahl der Fälle für durchaus befriedigend erachte, ist die Resektion. Es gibt wenige Fälle, bei denen sie nicht ausgeführt werden kann. Sie ist bis zu einem kaum erwarteten Grad sicher. Während 10 Jahren war die Mortalität 1,6%, dies ist ungefähr die Mortalität der Balfourschen Operation. Die Resultate in meinen Händen sind ausgezeichnet gewesen. Indessen habe ich folgende unangenehme Erfahrung damit gemacht: Ein Patient ist an Magencarcinom mehr als 5 Jahre nach der Resektion gestorben, ein zweiter zeigte Carcinom des überbleibenden Magenteiles 2 Jahre später. Diese zwei Fälle sind Beispiele einer falschen Diagnose sowohl einer klinischen als einer pathologisch-anatomischen. Ein Patient mußte sich einer zweiten Operation wegen Obstruktionserbrechen unterziehen; eine lange Schlinge war zwischen der Flexura duodeno-jejunalis und der Anastomose des Darmes mit dem Magen belassen worden. Dieser Patient erholte sich vollständig. Ein Patient, bei dem ich eine Gruppe tuberkulöser Lymphdrüsen bei der Resektion entfernte, machte eine zweite Operation durch, wobei eine zweite Lymphdrüsenansammlung entfernt wurde; diese Operation wurde vor 3 Monaten ausgeführt und der Patient hat seitdem 15 Pfund an Gewicht zugenommen. Das ist alles, was ich gegen die Methode der Resektion aufbringen kann. Keine andere Operation gibt so wunderbare und gleichmäßige Resultate. Ich habe ihre Ausführung sehr vereinfacht, indem ich die „vordere schlingenlose" Methode eingeführt habe (s. Abb. 1). Das Jejunum wird von der Flexur von links nach rechts über das Colon transversum herübergezogen und wird so an den durchtrennten Magen angelegt, daß der proximale Teil des Jejunums sich mit der großen Kurvatur vereinigt. Diese Methode wurde in jedem Fall seit Juni 1920 ausgeführt. Es ist kein Todesfall vorgekommen und auch nicht das geringste störende Symptom zu irgendeiner Zeit, weder früh oder spät nach der Operation, beobachtet worden. Ein Rezidiv des Ulcus (ausgenommen in den zwei Fällen von Carcinom, die oben erwähnt wurden) ist nicht aufgetreten. Ein Rezidiv der Dyspepsie ist nicht beobachtet worden; und es sind Zeichen einer andauernden oder schweren Anämie in keinem der Fälle dieser Reihe bemerkt worden.

Ich habe deshalb das Gefühl, daß ich mich nur gerechterweise wegen Nichtausführung einer Resektion entschuldigen kann, wenn der Zustand des Patienten eine größere Operation verbietet oder wenn die Lokalisation des Ulcus oder andere Begleiterscheinungen die Operation unausführbar oder nicht im Verhältnis zum besonderen Fall gestalten. Und was den Zustand des Patienten betrifft, so bin ich ziemlich sicher, daß mit der sorgfältigsten Pflege, durch die einmalige oder mehrmalige direkte Bluttransfusion, durch große Gaben von Glukose mit oder ohne Natrium bicarb. allmählich ein solcher Grad der Besserung erreicht werden kann, daß jede nötige Operation gefahrlos ausführbar wird.

Nach all dem Gesagten und Geschehenen wird nur diejenige Operation in der Behandlung des chronischen Magenulcus die anderen Methoden überdauern, die mit dem kleinsten Risiko ein gänzliches Aufhören der Symptome, ein dauerndes Freisein von irgendeinem Rückfall und Sicherheit dieser Krankheit gegenüber allen Beschwerden bietet, die mit der

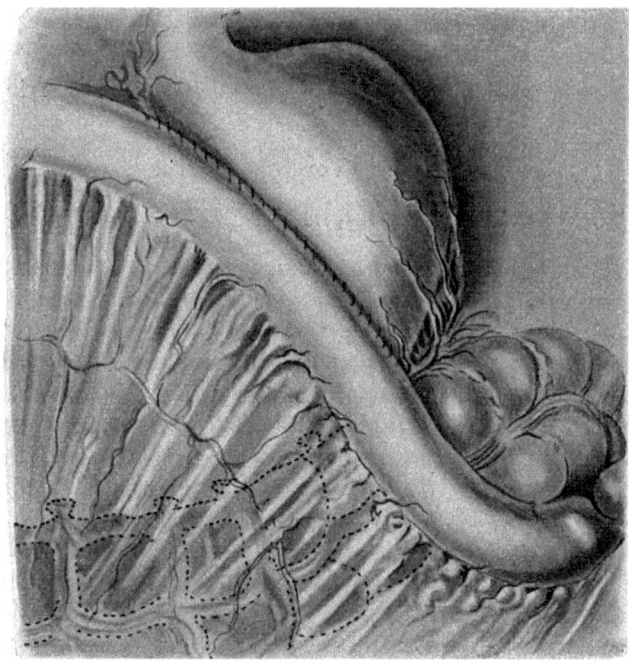

Vordere schlingenlose Anastomose des Jejunums mit dem Magen (Seit zu End) nach Resektion.

Operation wegen ihrer mechanischen oder physiologischen Wirkung verbunden sind. Die Operation, welche ausersehen zu sein scheint, alle diese Indikationen zu erfüllen, ist die Resektion.

Wie kommt es, daß die chirurgische Mortalität so niedrig ist? Die Patienten, die zur Operation kommen, sind oft sehr krank; sie haben jahrelang gelitten; vielleicht war eine Stenose mit schwerer Inanition die Folge; und eine oder mehrere Blutungen haben den Kranken fast erschöpft. Es ist eine Frage der Geduld. Ich habe einmal einen sehr bekannten Chirurgen sagen hören, daß er nicht einmal einfache Fälle, wie z. B. Leistenbrüche auf die Dauer ohne Mortalität operieren könne; vielleicht sterben 1 oder 2%. Die Praxis des Chirurgen wird diese Ansicht bestätigen und ihr recht geben. Wenn Sie aber die Fälle einzeln betrachten und sagen: „Der letzte Fall kann vielleicht sterben und der nächste Fall mag ein hoffnungsloser sein, den niemand retten kann, aber *dieser Fall darf nicht sterben, was auch geschehen mag*", so werden Sie finden, daß Ihre Resultate sehr weitgehend Ihren entschlossenen Optimismus und Ihr Vertrauen rechtfertigen werden. Die geretteten Einzelfälle wachsen zur Masse an.

Die Chirurgie ist ja, in allem genommen, eine Sache des Geistes; manchmal ist es eine grimmige Prüfung des technischen Könnens eines Menschen. Aber in einem entschlossenen und langen Kampfe ist es doch vor allem eine Probe des Geistes; es gibt wenige Dinge, die nicht erobert werden können, wenn das Herz eines Menschen den Sieg erringen will.

Zweite Vorlesung[1]).

Über die Behandlung des Ulcus duodeni.

In einer Vorlesung, die ich vor einigen Wochen vor der Hunterian Society hielt, gab ich einen Bericht über die chirurgische Behandlung des Magengeschwürs in meiner Tätigkeit während der letzten 10 Jahre. Die Fälle von Magen- und Duodenalulcus, die während dieser Zeit operiert wurden, waren wie folgt zusammengefaßt: Die Gesamtzahl der Fälle betrug 718. Es waren 531 Fälle von Duodenalgeschwür (Männer 433, Frauen 98) und 164 Fälle von Magengeschwür (Männer 83, Frauen 81); in 152 Fällen war Ein Ulcus vorhanden, in 12 Fällen lagen zwei oder mehr Geschwüre vor. Es waren 23 Fälle von gleichzeitigem Magen- und Zwölffingerdarmgeschwür (Männer 10, Frauen 13). Es war also unter der Gesamtzahl der Fälle von Magengeschwür — 187 — in 12,3% ein Duodenalulcus vorhanden.

Während der 10 Jahre ist kein Todesfall infolge Operation dieser Fälle von Zwölffingerdarmgeschwür zu verzeichnen. Die Mortalität in den Fällen von Ulcus ventriculi allein oder kombiniert mit Duodenalulcus, bei denen die Resektion ausgeführt wurde, betrug 1,6%. Ich habe 50 Fälle von Ulcus jejuni operiert; in 6 Fällen von diesen war die primäre Operation von mir ausgeführt worden. Die Entwicklung eines Jejunalgeschwürs ist eine überaus ernste und enttäuschende Komplikation der Gastroenteromie.

Relative Vorzüge der internen und der chirurgischen Behandlung.

Wenn wir die relativen Vorzüge der internen und der chirurgischen Behandlung des Ulcus duodeni besprechen, müssen nicht allein ihre

---

[1]) Gehalten vor der Harveian Society of London am 22. März 1923, abgedruckt aus dem Lancet **1**, 631. 1923.

unmittelbaren Resultate in Betracht gezogen werden. Ein Patient, der eine Operation wegen Ulcus duodeni überlebt und das Spital in gutem Zustand verläßt, wird oft in den Krankengeschichten als „geheilt" eingetragen; und ein Patient, bei dem nach interner Behandlung die Symptome verschwinden, hört sozusagen fast immer das gleich gute und optimistische Urteil über seinen Fall. Aber die chirurgische Behandlung, wie erfolgreich auch ihr unmittelbares Resultat ist, bildet keinesfalls das letzte Ereignis der Krankengeschichte des Patienten, und eine interne Behandlung ist in sehr vielen Fällen gegenüber einem Rückfall der Krankheit machtlos. In beiden Fällen muß man unbedingt weiter blicken. Und diese längere Beobachtung zeigt Unzulänglichkeiten sowohl in der internen wie auch in der chirurgischen Behandlung des Ulcus duodeni.

Die gewöhnlich vorgenommene interne Behandlung ist sehr erfolgreich, wenn man sie an Hand ihrer unmittelbaren Resultate beurteilt; sie ist unheilvoll bei längerer Beobachtung. Der erste ihr anhaftende Mangel ist die Ungewißheit der Diagnose. Es ist natürlich bekannt, daß die Diagnose des Ulcus duodeni, wenn die klassischen Symptome, die ich vor vielen Jahren beschrieb, in ihrer vollkommensten Form vorhanden sind, gewöhnlich sehr genau ist. Die Fälle, bei denen eine Diagnose sich als falsch erweisen wird, sind selten. Indessen kommen sie doch vor; und sie können dann vorkommen, wenn wir sie am wenigsten erwarten; und sie passieren, wenn sowohl der Röntgenologe als der Chemiker an unserem klinischen Fehler mit schuldig sind. Die Vortäuschung der Symptome eines Ulcus duodeni ist sehr naheliegend in Fällen von Magengeschwür; in Fällen von chronischer Appendicitis, vor allem da, wo tuberkulöse Lymphdrüsen im ileokolischen Winkel vorhanden sind; in Fällen von Obstruktion des Duodenums im dritten Teil durch die Art. mesent. sup., durch die Art. ileocolica oder durch tuberkulöse Lymphdrüsen, die auf der einen oder auf der anderen Seite der Art. mesent. sup. mit dem Duodenum verwachsen sind; in Fällen von chronischer Nicotinvergiftung oder schließlich in einigen Fällen von Cholecystitis mit Steinen oder ohne sie.

Wenn ein Arzt die Behandlung eines Falles von „Ulcus duodeni" unternimmt, so kann er trotz allem Zutrauen, das er zu seiner Diagnose besitzt, es trotzdem mit einem Fall zu tun haben, bei dem diese Läsion nicht vorliegt; und das Urteil über den Wert der internen Behandlung, das er sich zu bilden gezwungen ist, ist gänzlich falsch. Dies kommt nicht oft vor, jedoch tritt es mit einer Häufigkeit auf, die sich nicht übersehen läßt.

Notwendige Sorgfalt nach Beseitigung der Symptome.

Wenn die interne Behandlung — wie fast ausnahmslos — zu einer Befreiung von den Symptomen geführt hat, ist immer noch die aufmerksamste und anhaltendste Sorge für den Patienten nötig. Das Verschwinden der Symptome bedeutet nicht, wie ich in meinen früheren Abhandlungen erwiesen habe, die Heilung des Ulcus. Unter Reizung, so z. B. von übermäßiger Arbeit oder Sorgen, von Erkältungen, von zu vielem Rauchen, nach Verstößen gegen die Diät, kann plötzlich ein neuer Anfall beginnen und Wochen oder Monate andauern. In den Ruheperioden ist der Patient von Gefahren nicht befreit; während dieser, geradeso wie während der rezidivierenden Anfälle können die akuten Zwischenfälle eintreten, die sich mit allen ihren ernsten und dringenden Gefahren entwickeln. Mit Hilfe von Prof. M. J. Stewart und Mr. P. J. Moir ist es mir gelungen, die folgenden Tatsachen über die Todesfälle von Ulcus duodeni im Leeds Infirmary während der letzten 10 Jahre zu erhalten. Während dieser Zeitpause sind 129 Fälle vorgekommen, bei denen der Tod direkt auf Blutung aus einem Ulcus duodeni oder auf Perforation desselben zurückzuführen war. Es waren 12 Todesfälle wegen Verblutung: bei allen war das Ulcus chronisch. Todesfälle nach Perforation kamen 117 mal vor. In 12 von diesen war ein akutes Ulcus vorhanden; in 4 von diesen 12 waren dazu noch chronische Ulcera da, in jedem Fall war es das chronische Ulcus, das perforiert war, das akute Geschwür war nur eine Begleiterscheinung. In den übrigen 105 Fällen bestanden ein Ulcus oder Ulcera von chronischem Typus. Man findet also die Perforation sehr viel häufiger in Fällen von chronischem Geschwür. Eine lückenlose Anamnese kann nicht immer erhalten werden, denn sogar heutzutage werden die Patienten in sterbendem Zustande ins Spital gebracht, 2, 3 oder 4 Tage nachdem das Unglück geschehen ist. Aber die Aufzeichnungen zeigen, daß die große Mehrzahl der Patienten während längerer oder kürzerer Zeitabschnitte gelegentlich in Behandlung gewesen war.

Die interne Behandlung von Magen- und Zwölffingerdarmgeschwüren.

Die Art der inneren Behandlung, die während vieler Jahre in Fällen von Magengeschwür Beifall gefunden hat, ist, wie unzutreffend sie auch sein mag, doch wahrscheinlich vorzüglich in Fällen von Ulcus duodeni. Die Tatsache, daß mehr als 70% der Fälle von Zwölffingerdarmgeschwür, welche operativ nachgewiesen und also unzweifelhaft sind, entweder eine hohe Normalkurve oder Hyperchlorhydrie nach der Methode von Rehfuss zeigen; und weiter die Tatsache, daß viele von den Fällen von Ulcus jejuni bei Patienten vorkommen, die die gleichen Anzeichen von hoher Magensäure zeigen, werden als Beweisgründe für die Notwendigkeit einer „alkalischen" Behandlung angenommen. Als die verschiedenen „Systeme" der internen Behandlung festgesetzt wurden, scheint es durchaus wahrscheinlich, daß die Mehrzahl der als „Magen"-Geschwür diagnostizierten Fälle in Wirklichkeit an anderen

Krankheiten litt und daß, wenn ein Ulcus vorhanden war, es nicht im Magen, sondern im Duodenum lag. Die Seltenheit des Magengeschwürs und die Schwierigkeit seiner Diagnose waren damals nicht wie heutzutage erkannt. Die interne Behandlung der Patienten, die an Ulcus duodeni leiden, sollte erfolgreicher sein, als es beim Magengeschwür der Fall ist. Aber damit sie so sein kann, muß sie sehr viel gewissenhafter und für viel längere Zeitperioden durchgeführt werden, als es jetzt üblich ist. Wenn Ärzte begreifen wollen, daß die Methoden der internen Behandlung, die zur Zeit angewendet werden, an Gefahr die der chirurgischen Behandlung weit übertreffen und im Erfolg ihnen bei weitem nachstehen, werden die Methoden, die ihnen zur Verfügung stehen, zweifellos verbessert werden, auch wird jene andauernde Fürsorge für die Patienten, die unbedingt notwendig ist, zur Regel werden.

Zuflucht zu chirurgischen Maßnahmen.

Wenn interne Behandlung nicht einmal, sondern vielleicht mehrere Male erfolglos gewesen ist, wird man vorsätzlich zu chirurgischen Maßnahmen schreiten. Diese werden vielleicht in dem einen oder anderen der akuten Unglücksfälle, Blutung oder Perforation, schleunig erforderlich sein. Für Perforationsfälle ist die sofortige Operation nötig. In einigen Fällen wird sich nicht nur das Schließen des Ulcus, sondern auch die Ausführung einer Gastroenterostomie als nötig erweisen. Ich glaube, daß ich der erste Chirurg war, der dies in einem im Lancet im Jahre 1901 publizierten Artikel[1]) empfohlen hat. Es ist zwar wahr, daß viele Patienten, bei denen der Verschluß des Ulcus allein ausgeführt wird, sich gut erholen und keine weiteren Nachteile haben. Aber es ist auch zutreffend, daß diejenigen, bei denen das Verfahren richtig ausgeführt werden kann, besser daran sind, daß sie keine größere unmittelbare Gefahr laufen und daß sie nicht, wie so viele von den anderen Fällen, sich unter Umständen einer zweiten Operation wegen Duodenalobstruktion oder wegen der Rückkehr ihrer dyspeptischen Symptome unterziehen müssen. Die Sache ist jedenfalls so, daß man sie im Augenblick dem Gutdünken des Chirurgen überlassen muß. Meine eigene Ansicht ist, daß, wenn der Verschluß des Ulcus eine augenblickliche oder nachträgliche Verengerung des Darmlumens mit sich bringt, und wenn der Zustand des Patienten gut ist, es besser ist, sofort die Gastroenterostomie mit kurzer Schlinge anzuschließen. Wegen Blutung ist eine sofortige Operation nur selten nötig. Wenn möglich, wird eine direkte Bluttransfusion vorgenommen und dann oder zu einer späteren Zeit operiert, wenn ein Eingriff gefahrloser ausgeführt werden kann. Obgleich Todesfälle infolge Blutung vorkommen, manchmal bevor der Chirurg geholt werden kann,

---

[1]) Lancet II, 1656. 1901.

sind sie im Vergleich zu der Gesamtzahl der Fälle, bei denen Blutung vorkommt, selten.

Innerhalb der zu besprechenden chirurgischen Behandlung von chronischen Duodenalgeschwüren sind nur drei Operationen einigermaßen häufig ausgeführt worden, die alle in bestimmten Fällen anwendbar sind. Diese sind: 1. die Excision des Ulcus; 2. die Anastomose des Magens an das Duodenum mit oder ohne Excision des Ulcus oder Durchtrennung einer Narbe; 3. die Anastomose zwischen dem Magen und dem Jejunum.

1. Excision des Ulcus. Diese Methode mit Naht der Wunde, so daß eine Stenose vermieden wird, hat sich in der kleinen Zahl von Fällen, in denen ich sie ausführen konnte, als sehr zufriedenstellend erwiesen. Es ist zum Erfolg einer solchen Operation unbedingt nötig, daß das Geschwür klein, einzeln und auf der vorderen Fläche gelegen ist, daß es nicht durch eine breite Zone von Rötung, Belägen oder Ödem umgeben ist und daß sich keine ausgedehnten oder dichten Adhäsionen zwischen dem Duodenum einerseits und der Leber, der Bauchwand oder der Gallenblase andererseits gebildet haben. Verhältnismäßig wenige Fälle entsprechen allen diesen Forderungen. Geschwüre sind oft multipel und eines oder mehrere derselben können groß sein. Ein Ulcus, das auf den ersten Blick zur Excision sehr geeignet erscheint, ist bei näherem Zusehen von einem „Kontakt"-Ulcus an der Hinterwand begleitet. Wenn dieses Ulcus klein ist, wird es vielleicht erst zu Gesicht kommen, wenn die vordere Duodenalwand zwecks Entfernung des ihm entsprechenden Ulcus incidiert worden ist. In solchen Fällen kann das „Kontakt"-Ulcus kauterisiert und seine Ränder durch einige Nähte aneinandergebracht werden. Es ist indessen besser, die beabsichtigte Operation der lokalen Excision zu verlassen und die FINNEYsche Operation der Gastroduodenostomie auszuführen. Wenn ein großer Teil der vorderen Fläche mit in das Ulcus einbezogen ist, kann die Wunde nicht geschlossen werden, ohne daß eine plastische Operation ausgeführt wird. Im ganzen habe ich diese Operation der einfachen Excision nur 17 mal ausgeführt. Bei keinem Patienten ist ein Rückfall der Symptome aufgetreten, so daß eine weitere operative Behandlung nötig geworden wäre; ein Patient, ein Kollege, hat einige geringe Beschwerden gehabt, die durch einfache Maßnahmen und durch Vorsicht in der Diät während einiger Tage behoben wurden.

2. Anastomose des Magens an das Duodenum. Die Originaloperation von HEINEKE und MIKULICZ hat sich in unseren Erfahrungen in Leeds als eine nicht befriedigende Operation erwiesen. Die bei weitem größte Anzahl der Fälle von Pylorusstenose lassen sich auf die Heilung nicht von Magen-, sondern von Duodenalgeschwüren zurückführen. Wenn bei der Methode der „Pyloroplastik" die Narbe in der horizontalen

Achse des Darmes durchtrennt und die Wunde im rechten Winkel dazu vernäht worden war, traten zwei Folgen auf: entweder trat eine Schrumpfung der neuen Narbe auf und die Obstruktion machte sich wieder geltend, oder die vernähte Incision verwuchs mit der Bauchwand oder der Leber und die Bewegungen des Magens waren infolgedessen behindert. Ein sehr großer Teil dieser Fälle (jeder Fall, den ich selbst operierte) benötigte eine zweite Operation, und aus diesem Grunde wurde die Methode der Pyloroplastik mit Recht verlassen.

FINNEYS Operation „Gastroduodeno-Pyloroplastik" war ein großer Fortschritt der Methode von HEINEKE und MIKULICZ. FINNEY, ein Chirurg von sehr großer Erfahrung und mit großem Wissen, hat nie aufgehört, die Indikationen dieser Methode zu vertreten, die in seinen Händen und in der Praxis anderer Chirurgen gute Resultate ergeben hat. Bei dieser Operation reicht die Incision durch den Pylorus hindurchgehend 2 oder 3 Zoll bis in den Magen etwas oberhalb der großen Kurvatur hinein und entlang der vorderen Fläche des Duodenums bis ungefähr in die Mitte des zweiten Teiles desselben. Die hinteren Ränder werden zuerst durch Naht aneinandergebracht, dann die vorderen. So wird eine Gewebsbrücke zurückgelassen, welche vielleicht dazu neigt, intermittierend die Öffnung zu verschließen. C. H. MAYO hat mit charakteristischem Scharfsinn und Reichtum an Ideen vorgeschlagen, daß, nachdem die hufeisenförmige Incision gemacht worden ist, der Magen- und Duodenallappen unter der Incision nach abwärts gedreht werden sollte, so daß die Mucosafläche nach vorne schaut. Die obersten und untersten Punkte der freigelegten Mucosa werden dann auseinandergezogen und es bleibt eine lange Linie zur Naht übrig, die der Linie sehr ähnelt, die resultiert, wenn die hintere Hälfte einer Gastroenterostomieöffnung genäht worden ist. Dies ist gewiß die beste aller jener Operationen, welche den Pylorus miteinbeziehen. Die Einwände gegen diese Operation sind meiner Ansicht nach die, daß sie durch eine septische ulcerierende Fläche hindurchgeht, daß eine akute Ulceration so oft in der Umgebung der chronischen Geschwüre gefunden wird, daß die Geschwüre oft callös oder ödematös oder daß sie an die Nachbarschaft stark adhärent sind und daß die Mobilisation des Duodenums nicht immer möglich oder leicht ist. Ich habe in geeigneten Fällen es vorgezogen, zwischen dem Magen und dem mobilisierten Duodenum in einiger Entfernung vom Ulcus eine Anastomose zu machen. Das Geschwür wird dann zuerst behandelt. Es kann durch den Kauter zerstört und die verbrannten Ränder der Wunde können einander genähert werden, oder das Ulcus kann durch Übernähung der Duodenalwand versenkt und die Nahtlinie durch einen Netzlappen entweder vom Omentum hepato-gastricum oder vom gastrocolicum, wie es am besten erscheinen mag, gedeckt werden. Gleichzeitig werden Blutgefäße, die nach den

Ulcera ziehen, durch tiefe Knopfnähte gefaßt und unterbunden. Eine weit durchgängige Öffnung kann zwischen Magen und Duodenum gemacht werden, die gerade so groß ist wie jene, die bei der Gastroenterostomie gebildet wird. Die Zustände, die ich als dafür durchaus notwendig erachte, sind, daß das Geschwür oder die Geschwüre des Duodenums in einem ruhenden oder geheilten Zustand sich befinden müssen, daß kein Ödem vorliegt, kein frischer Anfall von Aktivität im Geschwür oder um dasselbe, keine starken oder ausgedehnten Verwachsungen in seiner Umgebung; daß eine ordentliche Mobilisation des Duodenums leicht möglich ist; daß keine Obstruktion des Duodenums durch die Art. mesent. sup., durch ihren rechten colischen Ast oder durch angewachsene tuberkulöse Lymphdrüsen vorliegen. In dieser Reihe von Fällen befinden sich 28 solche Operationen. Eine genügende Mobilisation des Duodenums wird durchaus nicht in allen Fällen leicht erreicht. In dieser Hinsicht wechseln die Verhältnisse sehr. Der Grad, bis zu welchem das Colon transv. und das Mesocolon das Duodenum überlagern oder mit ihm fest verwachsen sind, scheint einem ziemlich großen Wechsel unterworfen zu sein. Die Zahl oder Größe der Blutgefäße, die in das Duodenum an seiner äußeren oder hinteren Seite eintreten, können die Lösung des Darmes sehr schwierig gestalten. Ich mußte diese Operation zwei- oder dreimal aufgeben, als ich es unmöglich fand, eine solche Mobilisation des Duodenums zu erreichen, die ich für unbedingt nötig erachtete.

Die Resultate der Gastro-Duodenostomie sind ausgezeichnete gewesen. Sie ist zweifellos die Operation, die man immer vorziehen würde, wenn nur die Verhältnisse, die zu ihrem Gelingen unbedingt notwendig sind, häufiger vorliegen würden. Regurgitationserbrechen kommt nicht vor, und ich habe nie ein Wiederauftreten von Geschwürbildung im Zwölffingerdarm oder die Entwicklung eines neuen Ulcus an oder in der Nähe der Anastomose gesehen. Wenn eine solche Geschwürbildung auftreten sollte, wäre immer noch die Gastroenterostomie da, auf die wir zurückgreifen könnten. Wenn uns die Fälle in einem früheren Stadium zukämen (angenommen, daß eine chirurgische Behandlung zu dieser Zeit nötig wäre), würde diese Methode sicherlich weitaus am häufigsten gewählt werden. Wenn ich die Erfahrungen der letzten Jahre überblicke, so sehe ich, daß ich diese Methode mit stets zunehmender Häufigkeit anwende. Es ist mehr als wahrscheinlich, daß einige der Fälle, die vor einigen Jahren mit Gastroenterostomie behandelt wurden, wenn sie heute vorkämen, nach dieser Methode der Gastro-Duodenostomie, verbunden mit Excision des Geschwürs oder Zerstörung durch den Kauter, erledigt würden.

3. **Anastomose zwischen Magen und Jejunum.** Wenn sie in geeigneten Fällen richtig ausgeführt wird, sind wenige Operationen so durch-

aus zufriedenstellend wie die Gastroenterostomie. Was ich in bezug auf Fehler in der Diagnose von seiten des Internen gesagt habe, trifft hier, aber mit noch größerem Nachdruck, den Chirurgen. Wenn die Organe ihm zur Besichtigung vorliegen, ist es Sache des Chirurgen, der diese Operationen unternimmt, zu wissen, ob eine organische Läsion vorhanden ist oder nicht. Es ist immer noch, ich bedaure es sagen zu müssen, die Gewohnheit einiger Chirurgen, die Gastroenterostomie bei Abwesenheit einer Gewebsläsion auszuführen, die allein die Operation rechtfertigen kann. Solche Arbeit ist entehrend und sollte fallen gelassen werden.

Spätresultate der Gastroenterostomie.

Die Spätresultate der Gastroenterostomie wegen Ulcus duodeni sind vorzüglich. Mehr als 90% der verfolgten Fälle betrachten sich als ganz gesund. Bei den übrigen sind die Beschwerden solche, daß man sie fast vernachlässigen kann, vor allem, wenn man sie mit dem lang hinausgezogenen Leiden vor der Operation vergleicht. Es gibt nur zwei Ausnahmen für diese Feststellung. Die erste betrifft die Patienten, bei denen ein Ulcus jejuni aufgetreten ist. Ich habe 9 Fälle ausfindig gemacht, die auftraten, nachdem ich selber die erste Operation ausgeführt hatte; der früheste Fall wurde 1904 operiert. Von diesen 9 Fällen hatte ich 6 in eigener Behandlung. Das Vorkommen von Ulcus jejuni in Fällen von Zwölffingerdarmgeschwür, die mit Gastroenterostomie behandelt werden, kann also zu etwas mehr als 1% veranschlagt werden, oder sagen wir 2%, um andere möglicherweise nicht nachkontrollierte Fälle oder Fälle mit Symptomen, die so leicht sind, daß sie keine weitere Behandlung brauchen, mit einzuschließen. Nur einer von den 6 Fällen, die ich selber operiert habe, starb nach einer zweiten Operation. Die übrigen wurden „geheilt" durch die Entfernung des Magens. Aber eine zweite Operation ist eine ernste Sache für den Patienten und wird nie mit dem gleichen Mut und dem gleichen Vertrauen wie vor der ersten Operation angegangen. Wenn wir die Gefahren abwägen, die in einem Falle von Ulcus duodeni, das chirurgisch behandelt werden soll, in der Zukunft liegen, müssen wir deshalb nicht nur die Mortalität der ersten Operation, sondern auch die Möglichkeit, und mag sie noch so gering sein, daß ein zweites Ulcus entstehen kann, das zur Behandlung eine zweite und wahrscheinlich sehr viel schwerere Operation nötig machen wird, mit einbeziehen. Die gesamte Todesgefahr ist auch dann nicht mehr als 2%, und die Möglichkeit einer vollständigen Heilung beträgt nicht weniger als 90%.

Ursache und Behandlung des Ulcus jejuni.

Die Ursachen des Ulcus jejuni sind nicht immer klar. Es können ein oder mehrere Ulcera vorliegen; das Geschwür kann direkt auf der

Nahtlinie oder wenig davon entfernt liegen, gewöhnlich im abführenden, aber manchmal im zuführenden Teil des Darmes: man kann ein Geschwür im Magen oder im Jejunum zwei oder drei Zoll entfernt von der Anastomose finden. Die Valvulae conniventes sind in dem Teil des Jejunums, der in die Anastomose einbezogen ist, als geschrumpft oder geglättet beschrieben worden. Ich habe niemals eine Veränderung dieser Art in irgendeinem Präparat gesehen. Viele Ursachen sind für diesen äußerst traurigen Zustand angesprochen worden. Unter ihnen befinden sich die folgenden:

1. Eine unresorbierte Seidennaht oder ein Faden, der an der Nahtlinie hängt, von wo aus er langsam herauseitert. WILKIE hat besonders darauf aufmerksam gemacht. Es ist nicht, wie gewöhnlich angenommen wird, die Mucosannaht, die Unannehmlichkeiten bereitet; sie wird immer innerhalb einiger Wochen resorbiert oder abgestoßen. Es ist nicht nötig, entweder Seidenfaden oder schwer chromiertes Catgut zu gebrauchen. Von letzterem fand ich eine vollständige Schlinge nach 3 Jahren und 9 Monaten nach der ursprünglichen Operation an der Nahtstelle. Während 7 Jahren habe ich kein anderes Nahtmaterial als das feinste Catgut gebraucht, und es ist kein einziger Nachteil davon aufgetreten.

2. Das Entstehen eines Hämatoms entlang der Nahtlinie während der Operation; das geronnene Blut wird infiziert, es entsteht ein Absceß, der durchbricht, und es bleibt eine Höhle zurück.

3. Das Quetschen der Gewebe durch die bei der Operation verwendeten Klemmen, vor allem durch die jejunale Klemme. Das Geschwür wird selten an dem von den Klemmen gefaßten Teile des Darmes beobachtet. Der Gebrauch der Klemmen kann schädigend sein, wenn sie ungeschickt angelegt werden, mit zu großem Druck oder mit zu geringem Druck, um eine Blutung zu verhindern. Die Operation wird durch das Ansetzen von Klemmen so vereinfacht, daß sich die Mühe lohnt, sie ordentlich zu gebrauchen und sorgfältig anzulegen. Die Klemmen verwerfen heißt: sich unfähig erklären sie gut auszunützen, und es ist eine Kritik nicht der Klemmen, sondern seiner selbst.

4. Der Wiederausbruch einer alten Infektion im Munde oder Abdomen (einschließlich des ursprünglichen Geschwüres) oder an irgendeiner anderen Stelle, oder das Auftreten einer neuen akuten Infektion. GORDON-TAYLOR hat einen Fall von akuter Appendicitis beschrieben, bei dem ein Ulcus jejuni sehr schnell eine Perforation zeigte. Nach allen Infektionen sowohl vor als während der Gastroenterostomie zu suchen, ist ein Teil des Verfahrens, das heutzutage niemand unterlassen darf.

5. Eine anhaltende Hyperacidität. Geschwürbildung des Jejunums tritt verhältnismäßig sehr viel häufiger nach Operation wegen Ulcus

duodeni als wegen Magengeschwür auf. Über 70% der Fälle von Ulcus duodeni haben eine hohe Normalaciditätskurve oder Hyperacidität. In unseren Fällen von Ulcus jejuni, die nach der Methode von REHFUSS untersucht wurden, war Hyperacidität in den meisten Fällen, manchmal eine überaus hohe, vorhanden. Aus unserer Erfahrung und der von anderen geht hervor, daß eine stark vermehrte Acidität gewöhnlich, wenn auch nicht stets in den Fällen vorhanden ist, bei denen ein Ulcus jejuni gefunden wird. Und deshalb ist noch eine sorgfältigere Nachbehandlung in Fällen von Gastroenterostomie wegen Duodenalulcus erwünscht, bei denen anhaltende Hyperacidität vor der Operation beobachtet wurde. Ich habe 6 Fälle von Ulcus jejuni operiert, in denen zur Zeit, als die Gastroenterostomie ausgeführt wurde, kein Ulcus im Magen oder Jejunum sich vorfand. Ein derartiges nutzloses Vorgehen trägt dazu bei, die Operation in Verruf zu bringen. Eine Gastroenterostomie bei Fehlen einer Läsion auszuführen, ist ein ebenso nutzloses und schwächliches Vorgehen, wie wegen Extroversion der Blase eine Trepanation zu machen. Wenn dies gemacht würde, würde die Kritik nicht auf die ausgeführte Operation, sondern auf den Chirurgen fallen. Hier sollte es das gleiche sein.

Die Behandlung des Ulcus jejuni ist sehr schwer. Mir ist kein sicherer Fall bekannt, in dem die Symptome nach einer internen Behandlung gänzlich verschwanden oder lange Zeit fernblieben. Die sofortigen Resultate der internen Behandlung sind gut, aber wahrscheinlich sind Rückfälle die Regel. Dies ist sehr enttäuschend, denn die chirurgische Behandlung dieses Zustandes kann schwierig sein und ist mit einer viel größeren Gefahr verbunden, als der ursprünglichen Operation anhaftet.

Operationen.

Die folgenden Operationen können ausgeführt werden:

1. Excision des Ulcus mit lokaler Wiederherstellung der Anastomose. In meinen Händen hat sich diese Operation als sehr unbefriedigend erwiesen. In einem Falle war eine dritte Operation nötig, und nach dieser traten die Symptome wieder auf. Drei Operationen hatten also dem Patienten keine Heilung bringen können. Dies war ein Fall meiner früheren Erfahrung, der mich bewog, ein Vorgehen aufzugeben, auf dessen Resultate ich mich nicht verlassen konnte.

2. Excision des Ulcus mit Schließen der Anastomose. Diese Operation ist in Fällen anwendbar, bei denen kein Ulcus im Magen oder Duodenum vorhanden war, das die ursprüngliche Operation hätte rechtfertigen können. Wenn kein Verschluß des Pylorus vorhanden gewesen ist, ist, soweit der Magen in Betracht kommt, nichts anderes nötig. Ein Absuchen des übrigen Abdomens wird vielleicht die Läsion zutage fördern, die für die Symptome, die mit Unrecht einer Geschwürbildung des Zwölffingerdarmes zugeschrieben wurden, verantwortlich ist.

3. Excision des Ulcus, Schluß der Anastomose und Herstellung einer neuen vorderen oder hinteren Anastomose. Wenn das Ulcus jejuni sehr groß, von ödematösem Gewebe umgeben und mit dem Colon transv. verwachsen ist, so kann sein Vorkommen eine so große Lücke im Magen oder Jejunum, die in die Anastomose einbezogen sind, hervorrufen, daß eine Wiederherstellung der alten Öffnung unmöglich sein kann. In solchen Fällen, wenn das ursprüngliche Ulcus duodeni oder eine Narbe vorhanden ist, können Magen und Jejunum geschlossen und eine neue Anastomose zwischen einem unveränderten Magenteil und einer tiefer liegenden Jejunumschlinge gemacht werden. Wenn die vordere Methode angewendet wird, so wird man vielleicht eine Anastomose nach den Angaben von Roux vorziehen.

4. Excision des Geschwüres, Verschluß der Anastomose und Ausführung der Gastroduodenostomie. Dies ist ein sehr zufriedenstellendes Verfahren; es ist relativ leicht und gefahrlos. Es setzt voraus, daß in der Nähe des Pylorus und am Duodenum ein Befund erhoben wird, der die Mobilisation des Darmes und die Herstellung einer weiten Anastomose erlaubt. Die Folgerung daraus ist, daß die ursprüngliche Operation eine Gastroduodenostomie und nicht eine Gastroenterostomie hätte sein sollen.

5. Gastrektomie. In dem Maße, als meine Erfahrung über das Ulcus jejuni zugenommen hat, habe ich diese Operation häufiger ausgeführt. Die Operation ist in einigen Fällen sehr schwer; sie ist im Grunde genommen nie leicht. Das Jejunum wird unterhalb und oberhalb der Anastomose durchtrennt. Der distale Teil des Jejunums wird geschlossen und die Konvexität dieses Darmteiles mit dem durchtrennten Magenende verbunden, nachdem die Magenresektion vollendet ist. Der proximale Teil des Jejunums, der Teil, der von der Flexur herkommt, wird mit dem distalen Jejunum unterhalb seiner Verbindungsstelle mit dem Magen anastomosiert.

6. Jejunostomie. Es gibt Fälle, bei denen vielleicht eine sehr schwere Blutung stattgefunden hat und bei denen die Schmerzen außerordentlich stark sind. Der Zustand des Patienten ist ernst, ja sogar gefahrvoll. Die Ausführung irgendeiner weitgehenden Operation würde mit fast absoluter Sicherheit das Ende beschleunigen. Unter solchen Umständen kann die Jejunostomie in Lokalanästhesie ausgeführt werden. Durch den Schlauch ist es möglich, große Mengen von flüssiger Nahrung einzuführen. Die „Tropf"-Methode von Murphy kann hier mit Vorteil angewandt werden. Keine Nahrung, weder flüssig noch fest, wird während Wochen oder Monaten durch den Mund gegeben; wenn der Magen ruht, verschwindet bald der Schmerz. Ich habe zweimal diese

Operation ausgeführt. In einem Fall mußte wegen weiterer Blutung die Resektion nachträglich gemacht werden; im anderen nahm der Patient keine Nahrung während 5 Monaten durch den Mund zu sich, der Schlauch blieb im Jejunum. Da keine Beschwerden folgten, wurde der Schlauch entfernt, und die Bauchwunde schloß sich. Dies geschah vor 3 Jahren. Bis heute ist ein Wiederauftreten der Symptome nicht beobachtet worden.

Blutung nach Gastroenterostomie.

Die z w e i t e Ausnahme muß für die Fälle von Blutung, die nach Gastroenterostomie auftreten, gemacht werden. In meiner eigenen Reihe habe ich 11mal eine solche nachgewiesen. Die Blutung kann leicht oder sehr ernst sein. Ihre Ursache ist nicht immer sicher. Bei einigen ist es ein Früh- oder auch das einzige Symptom für den Beginn eines Ulcus jejuni. Nicht alle Jejunalgeschwüre bluten, und es gibt andere Blutungsquellen als solche Ulcera; aber ich sehe dieses Symptom immer als mögliches Zeichen eines neuen Ulcus an der Anastomosenstelle an. Die Röntgenuntersuchung ist oft äußerst hilfreich; manchmal kann der Krater eines Ulcus dargestellt werden, oder man kann einen Grad von Spasmus, der durch das Geschwür hervorgerufen worden ist, beobachten und der, wie es scheint, die Öffnung zwischen Magen und Jejunum so verschließt oder verzieht, daß nichts oder nur sehr wenig hindurchgeht. Die Blutung kann vom ursprünglichen Ulcus duodeni ausgehen, das wahrscheinlich infolge einer akuten Infektion irgendwo anders akut geworden ist. Oder sie kann von der Abstoßung einer Seiden- oder Fadennaht von der Anastomosenlinie herrühren. Oder sie kann auf Ursachen zurückzuführen sein, die augenblicklich nicht festzustellen sind. In einem Falle litt der Patient an lienaler Anämie; die Gastroenterostomie war anderswo ausgeführt worden unter dem fälschlichen Eindruck, daß die Dyspepsie und die Blutung das Vorhandensein eines Ulcus duodeni anzeigten. In 3 Fällen, an welchen ich die zweite Operation ausgeführt habe, war es ein unbehandeltes Duodenalgeschwür, aus dem sich das Blut entleerte; ein großes Blutgefäß trat in das Ulcus ein, das gerade so frisch und aktiv aussah als ehedem, trotz der Anastomose. Nach der Operation scheint die Blutung eher bei jenen Patienten aufzutreten, die vor der Operation darunter litten. Bei 4 Patienten hat die Gerinnungszeit um mehr als 50% zugenommen; in zwei von diesen operierte ich zum zweiten Male und konnte keine Blutungsquelle entdecken. Es war keine akute oder chronische Geschwürsblutung, weder im Duodenum noch im Magen, noch an der Nahtlinie oder im Jejunum zu finden; die Milz war nicht vergrößert, die Leber nicht cirrhotisch. Diese Patienten erhielten ein artfremdes Serum oder Collosol calcium oder eine intravenöse Einspritzung einer

10 proz. Lösung von Calciumchlorid in Abständen. Keine weitere Blutung ist bis jetzt bei irgendeinem von ihnen aufgetreten, aber ich bin sehr skeptisch in bezug auf die Erfolge dieser Behandlungsmethoden, da Zwischenräume von einigen Monaten oder Jahren zwischen den Anfällen von Blutung nicht selten sind.

Es ist nicht unwahrscheinlich, daß in Fällen von Blutung unbekannten Ursprunges, sei es, daß die Blutung vor oder nach der Operation auftritt, die Erklärung letzter Hand in einer abnormen Milzfunktion zu finden ist.

BALFOUR hat einen Fall von rezidivierender Blutung nach Gastroenterostomie beschrieben, in dem er schließlich die Milz entfernte.

Es sind nicht wenige Fälle von Blutung aus dem ursprünglichen Ulcus mitgeteilt worden, nachdem eine Gastroenterostomie „mit Erfolg" ausgeführt worden war. Eine solche Beobachtung kam in meiner eigenen Praxis vor. Dieser Fall war es, der dazu beitrug, mich zu überzeugen, daß die lokale Behandlung des Ulcus neben der ausschaltenden Operation stets wünschenswert ist. Das Vorkommen einer Blutung nach Gastroenterostomie ist jetzt so oft beobachtet worden, daß es meiner Ansicht nach als eine absolute Notwendigkeit erscheint, das Geschwür so vollständig wie möglich zur Vernarbung zu bringen. MITCHELL in Belfast zeigte vor einigen Jahren, daß ein gut eingestülptes Ulcus schnell verschwand. Es ist deshalb gewöhnlich hinreichend, das Geschwür zu versenken, indem man die Duodenalwand rundherum übernäht. Dadurch wird in der Tat der Pylorus verschlossen, aber die Nähte werden nicht ausgeführt, um den Pylorus zu schließen. In Wirklichkeit ist ein Verschluß ohne Trennung des Darmes unmöglich; nach Ablauf einiger Monate oder früher wird Nahrung wieder durch das Duodenum hindurchzusickern beginnen; dies ist keineswegs schädlich; viele Physiologen würden zweifellos sagen, daß es sogar wünschenswert ist. Vor vielen Jahren erholte sich ein Patient, den ich wegen Ulcus duodeni gastroenterostomiert hatte, sehr gut und war eine Zeitlang von seiner Dyspepsie vollkommen befreit. Ungefähr 3 Jahre später kehrten die Symptome stärker als je zurück und das Zwölffingerdarmgeschwür perforierte. Eine in Eile ausgeführte Operation auf dem Lande war tödlich.

Es gibt weitere Gründe für die direkte Behandlung des Geschwürs. Ein solches Geschwür ist ein septischer Herd: der Krater ist voll infektiösen Materiales, das auf andere Teile übertragen werden kann. Die „Kontakt"-Ulcera, die nicht selten beobachtet werden, sowohl im Duodenum als auch im Magen, sind der Beweis hierfür; die akute Ulceration rund um ein chronisches Geschwür herum ist ein weiterer Beweis, es wird durch Fleckung des Darmes in der Umgebung des Ulcus erkannt, wenn die Fläche leicht mit Gaze abgetupft wird. Nach Ausführung der Gastroenterostomie hat die Infektion im Ulcus Zutritt zum Magen; auf die neue Nahtlinie werden bald Keime implantiert, die rasch wachsen. Wir sollten aus diesem Grunde erwarten, daß ein Ulcus jejuni häufiger unter den Fällen auftritt, bei denen das Duodenalgeschwür unbehandelt bleibt. Es scheint gewiß richtig zu sein, daß das Ulcus jejuni am seltensten in der Praxis jener Ärzte vorkommt, die sich der Zerstörung der Duodenalläsion versichern. Meiner Ansicht nach sollte die direkte Behandlung des Ulcus nie unterlassen werden.

Resultate der Gastroenterostomie.

Die Gastroenterostomie ist infolge der Ausführung in unbedingt ungeeigneten Fällen sehr in Verruf gekommen. Sogar ihr Erfolg ist gegen sie gewesen. Wenn die Operation mit richtiger Indikation und in einem geeigneten Fall ausgeführt wird, werden die Resultate, wie ich glaube, von keinem anderen gleich großen Eingriff in der Chirurgie erreicht. Die Ausdehnung der Methode auf die Fälle, für die sie nicht nutzbringend ist, hat sie in Verruf gebracht, den sie in solchen Fällen durchaus verdient. Es wäre viel richtiger, den Chirurgen zu tadeln, als mit der Operation zu hadern. Die Operation ist technisch so ausgearbeitet worden, daß sie jetzt leicht ausführbar erscheint. Aber in Wahrheit ist sie nicht so leicht, wie sie scheint, wenn sie fehlerlos und vollkommen sein soll. Die Operation wird manchmal sehr ungeschickt ausgeführt. Die Öffnung wird zu klein gemacht, sie wird in falscher Lage angelegt, weit weg von der großen Kurvatur, sie zieht einen Teil des Jejunums nahe seinem Mesenterium in Mitleidenschaft, statt gegenüber dem Mesenterialansatz. Manchmal wird das untere Ende der Anastomose dicht an das Colon transversum, mit dem es bald verwächst, herangebracht. Eine Schlinge kann zwischen der Flexur und der Anastomose gelassen werden. Dieser Darmteil kann um seine Längsachse gedreht werden. Die Nahtlinie kann gequetscht werden, weil die Klemmen die Blutzufuhr nicht genügend kontrollieren. Dies sind nur einige der technischen Fehler. Ebenso wie die meisten chirurgischen Operationen erheischt auch diese Sorgfalt, Sauberkeit und Genauigkeit, wenn ein vollkommenes Resultat erreicht werden soll.

Die Operation ist in einem Falle von Ulcus duodeni an und für sich nur eine Entwicklungsstufe, wenn auch die wichtigste in jener langen Reihe von Begebenheiten, die zusammen die Behandlung des Patienten ausmachen. Vor der Operation muß eine entsprechend sorgfältige Vorbereitung und Untersuchung stattfinden, während der Operation müssen alle Einzelheiten aufs genaueste beobachtet werden und nach der Operation ist eine fortwährende wachsame Sorgfalt nötig, wenn ein ganzer Erfolg nicht nur unmittelbar, sondern auch für später erreicht werden soll.

Nachbehandlung nach Magen-Operationen.

Die Nachbehandlung von Patienten, bei denen eine Magenoperation ausgeführt worden ist, ist gerade aus diesem Grunde äußerst wichtig. Es ist nötig, die sorgfältigsten und ausführlichsten Vorschriften zu geben, denn nicht wenige Patienten empfinden eine Befreiung von Schmerzen und eine Freude am Essen, die sie vielleicht mehrere Jahre entbehrt haben. Wenn sie nicht gewarnt werden und selbst wenn dies der Fall ist, mögen die Grenzen der Vorsicht bald überschritten werden. Zu den schädlichsten Gewohnheiten für alle diese Patienten gehört das Rauchen. Wir haben gefunden, daß in vielen Fällen von Ulcus jejuni oft eine sehr hohe Hyperchlorhydrie vorhanden ist. Wenn einem an Tabak gewöhnten Patienten eine REHFUSS-Mahlzeit zu einer Zeit, in der er nicht raucht, verabreicht wird, kann seine normale „Kurve" aufgenommen werden; wenn eine zweite Mahlzeit gegeben wird, währenddem eine Pfeife geraucht wird, so ist die Zunahme der Magenacidität sehr auffallend. Bei einigen Patienten kann der Überfluß an freier HCl gering sein, aber ihre Ausscheidung dauert während einer längeren Periode an; in einigen Fällen sind diese beiden Tabakwirkungen, vermehrte Sekretion und verlängerte Dauer der Sekretion, kombiniert. Ein „Anfall" von Ulcus duodeni folgt oft auf eine Tabakorgie; und viele Anfälle werden durch Enthaltsamkeit von Tabak hintangehalten. „Anfälle", die einem Ulcus duodeni zugeschrieben werden, sind manchmal bloß auf Nikotinvergiftung zurückzuführen. Ich habe nicht selten Patienten vor bevorstehenden Operationen dadurch bewahrt, daß ich ihre stark verfärbten Finger bemerkte und ihnen für einige Monate ein Aussetzen des Rauchens und für immer einen verminderten Genuß an Tabak verschrieb. Die große Ähnlichkeit des Hungerschmerzes bei der Nikotinvergiftung scheint der Beachtung entgangen zu sein (s. Kurven 1—3).

Die folgenden Vorschriften werden auf einem bedruckten Formular an alle Patienten nach der Operation verteilt:

1. Kauen Sie ordentlich die Nahrung. Beeilen Sie sich nie bei den Mahlzeiten.

2. Rauchen Sie während 3 Monaten nach der Operation nicht und später immer äußerst mäßig. In übertriebenem Rauchen liegt die größte Gefahr.

3. Vermeiden Sie Essig, Zitronen, Gewürze und Saucen, Salat, rohes Gemüse (Sellerie, Lattich usw.), Gepökeltes, Blätterteig, saure Früchte, Rosinen, Korinthen, Feigen, Zitronenrinde, Nüsse, frisches Brot, zähes Fleisch.

4. Nehmen Sie nur in kleinen Quantitäten, sofern Sie es nicht ganz unterlassen, grünes Gemüse (am besten durchgesiebt), Fleisch, zweimal gekocht.

5. Nehmen Sie leichte Mahlzeiten von einfachen Gerichten während der ersten paar Monate zu sich und genießen Sie eine sehr leichte Mahlzeit, z. B. gekochte Milch, Bengers food, Tapioka mit einem Biskuit um 11 Uhr oder um diese Zeit herum.

6. Alkohol, wenn überhaupt genossen, nur mit Maß. Kein Rotwein.

7. Butter und Rahm können unbeschränkt genossen werden.

8. Die Zähne, der Gaumen und die Innenfläche der Wangen sollten 2- oder 3 mal täglich mit Sorgfalt gebürstet werden und Besuche beim Zahnarzt sollten regelmäßig stattfinden.

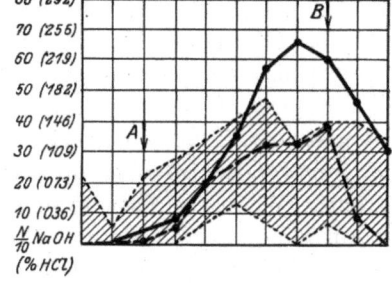

Kurven zur Darstellung der Tabakwirkung auf die freie Säure im Magensaft.

Die schraffierten Bezirke zeigen die Grenzen für freie HCl (Dimethyl indicator) bei 80% von normalen Menschen.

Kurve 1.

 stellt freie HCl während des Rauchens (A—B) von zwei Pfeifen mittelstarken Tabaks dar.

- - - - - stellt HCl dar, wenn kein Tabak gebraucht wird.

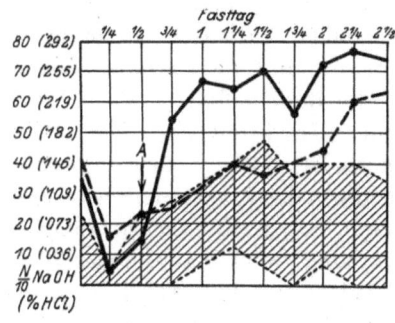

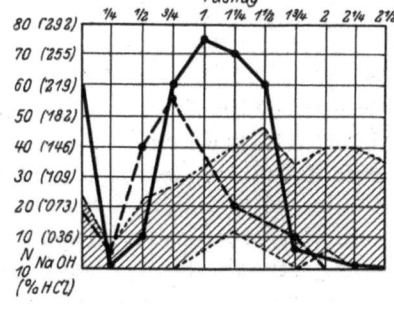

Kurve 2.

 stellt freie HCl während des Rauchens (Pfeife) dar. (A) Zeitpunkt, an dem das Rauchen begann.

- - - - - stellt HCl ohne Rauchen dar.

Kurve 3.

Vermehrte und anhaltende Sekretion von freier HCl.

 stellt freie HCl während des Rauchens dar.

- - - - - stellt freie HCl nach 4tägiger Enthaltsamkeit von Rauchen dar.

Einzelheiten des Verfahrens.

In unserer operativen Arbeit haben wir ein bestimmtes Verfahren entwickelt. Zuerst beschäftigen sich der Zahnarzt, der Röntgenologe und der Chemiker mit den Patienten, wenn nicht, wie es manchmal vorkommt, Gründe gegen diese Gepflogenheit vorliegen. Während sich Patient diesen Prüfungen unterzieht, wird seine Widerstandsfähigkeit gegen einen operativen Eingriff abgewogen, und wenn sie sich als schwach erweist, versuchen wir mit allen uns zur Verfügung stehenden Mitteln sie zu kräftigen. Glukose wird per os und per rectum anhaltend in 15proz. Lösung mit Natr. bicarb., nie mit Salz gegeben. Eine direkte Bluttransfusion kann ein- oder mehrmals gemacht werden. In Fällen mit schwerer Stenose, wo die Gewebe ausgetrocknet und entwässert sind und eine Acidosis nach der Operation zu befürchten ist, hat sich eine intravenöse Infusion mit Natr. bicarb. mit oder ohne Glukose bewährt. Wenn ein Patient sehr krank ist, kann diesen Maßnahmen ein Ausruhen in einem unserer Erholungskrankenhäuser auf dem Lande für zwei oder drei Wochen folgen.

Die Operation an irgendeinem Patienten ist unter die heiligsten Dinge des Lebens zu stellen. Wenn ein Mann Ihnen sein Leben anvertraut, müssen Sie dessen wert sein und es ist unmöglich, die Angelegenheit zu ernst aufzufassen. Die Vornahme der Operation soll nicht übereilt sein; doch soll kein unnötiger Aufschub stattfinden. Ich werde von den Schwestern in meinen Krankensälen und in meinem Hause aufs treueste und gewissenhafteste bedient und oftmals erzähle ich den Besuchern, die mir die Ehre geben, meiner Arbeit zuzusehen, daß diese Helferinnen mir nicht gestatten werden, einen Patienten zu töten, so sehr ich es versuchen würde. Ein Chirurg verdankt mehr als die meisten Leute den Erfolg seiner Arbeit denen, die ihm helfen.

Die technischen Details der Abdominalchirurgie sind jetzt allen bekannt. Wir operieren so schnell als es nötig ist, indem wir in der Vielfalt unserer Maßnahmen uns nach den Bedürfnissen des Patienten richten und nach seiner Fähigkeit, alles das auszuhalten, was wir für richtig erachten zu tun. Es gibt weder Hast noch Überstürzung; wenn eine Schwierigkeit auftritt, treten wir ihr ganz heiter und vielleicht mit etwas Stolz entgegen, weil etwas mehr von uns verlangt wird. Zuerst wird eine Generalinspektion, beginnend am kardialen Teil des Magens ausgeführt, um unsere ursprüngliche Diagnose zu bestätigen oder zu widerlegen. Wenn es sich herausstellt, daß wir Unrecht haben, muß der Fehler ganz und offen zugegeben werden und wir müssen versuchen durch eine neue Entdeckung Gewinn zu erzielen. Wir führen Saul an, der auszog, um die Esel seines Vaters zu suchen und ein Königreich fand. Wir geben zu, daß, außer in Fällen, wo die Gefahr sehr groß und drohend ist, eine Operation am Magen oder Duodenum eine Untersuchung der Gallenblase fordert, die Entfernung des Wurmfortsatzes, wenn er nicht schon vorher entfernt worden ist (und manchmal sogar wenn dies der Fall ist!), ein allgemeines Absuchen des Mesenteriums auf tuberkulöse Lymphdrüsen, des Kolons, des kleinen Beckens, der Nieren und der Milz: in dem einen oder andern Organ wird vielleicht eine latente ursächliche Infektion gefunden werden. Eine der größten Hoffnungen, die ich für die Chirurgie gehegt habe, ist, daß sie nicht nur zur Befreiung von den Gefahren und von dem Elend, die im Augenblick den einzelnen bedrohen, Verwendung finde, sondern auch, um uns über frühere Stadien einer Erkrankung in den Organen aufzuklären, die wir während des Lebens suchen können. Als ich die Phrase „die Pathologie der Lebenden" prägte, tat ich es um zu zeigen, daß die Chirurgie nicht ausschließlich als eine therapeutische Maßnahme verwendet werden könne, sondern auch als ein Mittel zur Untersuchung. Und die Resultate dieser Untersuchung sind schon erstaunlich und umsturzbringend gewesen.

Diese weitgehende und detaillierte Untersuchung, die eine genaue Korrelation der Symptome mit den gefundenen pathologischen Zuständen erstrebt, stellt eine Art der Forschung dar, der kaum eine andere an Schwierigkeit und Verwirrung überlegen sein kann. Bei der Laboratoriumsforschung kann die einfache Frage, die gestellt ist, auf die eine oder andere Art beantwortet werden; jede Antwort führt zu anderen einfachen Fragestellungen und so geht die Untersuchung weiter, wobei die Faktoren, die sich zwischen Frage und direkte Antwort stellen, nur vereinzelt sind. In der Nachforschung, die am Menschen im Verlaufe irgendeiner Erkrankung — vor allem wenn diese durch eine Operation behandelt wird, die einen weitgehenden Überblick der betreffenden Teile gestattet — ausgeführt wird, erfordert eine ganze Reihe von Begleitzuständen Untersuchung und wohlerwogene Überlegung. Alle können den Verlauf der Krankheit beeinflussen, ihre Ursache erklären oder zur Entdeckung von ungeahnten Zusammenhängen mit anderen Krankheiten führen. Die klinische Forschung ist von allen Untersuchungen in der Medizin die schwierigste, denn sie stellt die höchsten Anforderungen an die Kenntnisse, die Beobachtungsgabe, die Phantasie und an die intellektuelle Integrität derer, die sich damit befassen.

Die Notwendigkeit einer Verständigung zwischen dem Internen und dem Chirurgen.

Das Problem der Behandlung des Ulcus duodeni geht sowohl den Internen als den Chirurgen an. Die Trennung zwischen ihnen, die unglücklicherweise sehr weitgehend und vielleicht unfreundlich ist, gereicht der Medizin zu ernstem Nachteil. Während der Behandlung dieser und anderer Zustände ist ein gutes Verständnis zwischen ihnen für das Wohlergehen des Patienten unbedingt nötig. Wenn der Interne die Chirurgie nur nach Betrachtung ihrer Versager beurteilt, so sollte er veranlaßt werden, sich daran zu erinnern, daß die Erfolge der Chirurgie aus den Versagern der internen Medizin gewonnen werden; und daß die Versager der Chirurgie, obgleich sie als ernst zugegeben werden, doch einen geringen Anteil der Gesamtsumme der Rettungsarbeit darstellen. Wenn der Chirurg dazu neigt, die wirkungslose Kontrolle dieser Krankheiten, die der Interne ausführt, zu tadeln, so mag er sich daran erinnern, daß Erkrankungen Patienten befallen und daß Patienten sich nicht gerne einer Disziplin unterziehen, wenn ein vollständiges Verschwinden ihrer Symptome durch eine Behandlung schnell erreicht worden ist, die der Interne gerne noch während Wochen und Monaten nach diesem Stadium fortsetzen möchte.

Ich möchte mit aller Hochachtung sagen, daß diejenigen, die interne Medizin praktizieren, die Gelegenheit, im Operationssaal zu lernen, nicht ganz ausgenützt haben. Im Jahre 1913 war der Oberarzt eines der berühmtesten Internen der Welt, der viel über Magenkrankheiten geschrieben hat, während einiger Wochen bei mir. Am ersten Tage seines Besuches sah er die Operation eines Ulcus duodeni. Ich demonstrierte die V. pylorica, das Ulcus, den Zustand des Magens und die Erscheinungen, die gewöhnlich bei einer solchen Operation zutage treten. Er konnte seine Aufregung kaum bemeistern, es schien, daß das Erlebnis ein sehr neuartiges war. Darum fragte ich „hat Prof. X. (sein Chef) jemals ein Ulcus duodeni bei einem lebenden Patienten gesehen?" und er antwortete: „Oh! ich glaube schon." Ich wünschte, daß die Besuche der Internen bei den Chirurgen und auch die Gegenbesuche (die nicht weniger nötig sind), häufiger stattfinden würden. Die Internen würden so begreifen, wie schwierig das Problem der Behandlung von Magen- und Duodenalgeschwüren wirklich ist und sie würden auch erkennen, wie unvernünftig es ist, von einer internen Behandlung solcher Zustände wie der Cholelithiasis zu sprechen. Die ganze Behandlung dieser und anderer Krankheiten ist nicht auf die augenblickliche Befreiung von Symptomen beschränkt, sondern erfordert sowohl die Entdeckung der näher oder weiter entfernt liegenden Ursache oder Ursachen und die Entfernung der daraus entstehenden Gewebsveränderung, sooft dieses nur möglich ist.

Ich glaube, es ist ein Vorwurf für die interne Medizin, daß der Chirurg so oft gezwungen ist, wegen Magen- und Duodenalerkrankungen zu operieren. Solche Ulcera sollten doch viel öfters als es der Fall ist, durch interne Behandlung geheilt werden. Die Internen, die sich mit der Pathologie eines lebenden Magen- oder Duodenalulcus bekannt machen, begreifen, wie langdauernd und wie gewissenhaft die interne Behandlung einer so ernsten Läsion notwendigerweise sein muß. Wenn die Praxis einiger weniger Internen für alle zur Gewohnheit wird, dann könnten wir vielleicht einen Ausweg aus den großen Nachteilen finden, die aus der so häufigen Trennung von Geist und Hand in der Medizin hervorgehen.

Verlag von Julius Springer in Berlin W 9

Allgemeine Pathologie. Von Dr. **N. Ph. Tendeloo,** o. ö. Professor der Allgemeinen Pathologie und der Pathologischen Anatomie, Direktor des Pathologischen Instituts der Reichsuniversität Leiden. Zweite, verbesserte und vermehrte Auflage. Mit 368, zum Teil farbigen Abbildungen im Text. (1052 S.) 1925. 66 Goldmark; gebunden 69 Goldmark

Lehrbuch der Differentialdiagnose innerer Krankheiten. Von Professor Dr. **M. Matthes,** Geh. Medizinalrat, Direktor der Medizinischen Universitätsklinik in Königsberg i. Pr. Vierte, durchgesehene und vermehrte Auflage. Mit 109 Textabbildungen. (721 S.) 1923.
Gebunden 20 Goldmark

Differentialdiagnose, anhand von 385 genau besprochenen Krankheitsfällen lehrbuchmäßig dargestellt. Von Dr. **Richard C. Cabot,** Professor der Klinischen Medizin an der Medizinischen Klinik der Havard-Universität Boston. Zweite, umgearbeitete und vermehrte Auflage nach der 12. Auflage des Originals von Dr. **H. Ziesché,** leitender Arzt der Inneren Abteilung des Josef-Krankenhauses zu Breslau.
Erster Band: Mit 199 Textabbildungen. (614 S.) 1922.
16.70 Goldmark; gebunden 20 Goldmark
Zweiter Band: Mit 250 Textabbildungen. Erscheint im September 1925

Physiologie und Pathologie der Leber nach ihrem heutigen Stande. Von Professor Dr. **Franz Fischler** in München. Mit 5 Kurven und 4 Abbildungen. (319 S.) 1925. 15 Goldmark; gebunden 16.20 Goldmark

Handbuch der Ernährungslehre. Bearbeitet von **C. von Noorden, H. Salomon, H. Langstein.** In drei Bänden.
Erster Band: **Allgemeine Diätetik** (Nährstoffe und Nahrungsmittel, allgemeine Ernährungskuren). Von Dr. **C. von Noorden,** Geheimer Medizinalrat und Professor in Frankfurt a. M., und Dr. **Hugo Salomon,** Professor in Wien. (Aus „Enzyklopädie der klinischen Medizin". Allgemeiner Teil: Handbuch der Ernährungslehre.) (1271 S.) 1920. 38 Goldmark
Zweiter Band: **Spezielle Diätik.** Von Geh. Med.-Rat Professor Dr. **C. von Noorden** und Professor Dr. **H. Salomon.** Erscheint 1925

Verordnungsbuch und diätetischer Leitfaden für Zuckerkranke. Mit 172 Kochvorschriften. Zum Gebrauche für Ärzte und Patienten. Von Professor Dr. **Carl von Noorden** und Professor Dr. **S. Isaac** in Frankfurt a. M. Zweite, verbesserte Auflage. (138 S.) 1925.
3.60 Goldmark

Lehrbuch der Diätetik des Gesunden und Kranken für Ärzte, Medizinalpraktikanten und Studierende. Von Professor Dr. **Theodor Brugsch.** Zweite, vermehrte und verbesserte Auflage. (324 S.) 1919. Geb. 8.40 Goldmark

Rezepttaschenbuch nebst Anhang. Zweite, verbesserte Auflage. Bearbeitet von Professor Dr. **Ernst Frey** in Marburg. Nebst Beiträgen von verschiedenen Fachleuten. Zweiter Band der Therapie des praktischen Arztes. Herausgegeben von Professor Dr. **Eduard Müller,** Direktor der Med. Universitäts-Poliklinik in Marburg. (673 S) 1923. Gebunden 10 Goldmark

Verlag von Julius Springer in Berlin W 9

Grundriß der gesamten Chirurgie. Ein Taschenbuch für Studierende und Ärzte. (Allgemeine Chirurgie. — Spezielle Chirurgie. — Frakturen und Luxationen. — Operationskurs. — Verbandlehre.) Von Professor Dr. **Erich Sonntag**, Vorstand des Chirurgisch-Poliklinischen Instituts der Universität Leipzig. Zweite, vermehrte und verbesserte Auflage. (957 S.) 1923.
Gebunden 14 Goldmark

Topographische Anatomie dringlicher Operationen. Von **J. Tandler**, o. ö. Professor der Anatomie an der Universität Wien. Zweite, verbesserte Auflage. Mit 56 zum großen Teil farbigen Abbildungen im Text. (122 S.) 1923.
Gebunden 10 Goldmark

Diagnostik der chirurgischen Nierenerkrankungen. Praktisches Handbuch zum Gebrauch für Chirurgen und Urologen, Ärzte und Studierende. Von Professor Dr. **Wilhelm Baetzner**, Privatdozent, Assistent der Chirurgischen Universitäts-Klinik Berlin. Mit 263 größtenteils farbigen Textabbildungen. (348 S.) 1921.
31.50 Goldmark

Die Praxis der Nierenkrankheiten. Von Professor Dr. **L. Lichtwitz**, Ärztlicher Direktor am Städtischen Krankenhaus Altona. Zweite, neubearbeitete Auflage. Mit 4 Textabbildungen und 35 Kurven. (Fachbücher für Ärzte, Band VIII.) (323 S.) 1925.
Gebunden 15 Goldmark

Die chirurgischen Erkrankungen der Nieren und Harnleiter. Ein kurzes Lehrbuch von Professor Dr. **Max Zondek**. Mit 80 Abbildungen. (260 S.) 1924.
12 Goldmark; gebunden 13.20 Goldmark

Kystoskopische Technik. Ein Lehrbuch der Kystoskopie, des Ureteren-Katheterismus, der funktionellen Nierendiagnostik, Pyelographie, intravesikalen Operationen. Von Dr. **Eugen Joseph**, a. o. Professor an der Universität Berlin, Leiter der Urologischen Abteilung der Chirurgischen Universitäts-Klinik. Mit 262 größtenteils farbigen Abbildungen. (226 S.) 1923.
16 Goldmark; gebunden 18 Goldmark

Die Nierenfunktions-Prüfungen im Dienst der Chirurgie. Von Dr. **Ernst Roedelius**, Privatdozent an der Chirurg. Universitätsklinik zu Hamburg-Eppendorf. Mit 9 Abbildungen. (179 S.) 1923. 6 Goldmark

Der chirurgische Operationssaal. Ratgeber für die Vorbereitung chirurgischer Operationen und das Instrumentieren für Schwestern, Ärzte und Studierende. Von **Franziska Berthold**, Viktoriaschwester, Operationsschwester an der Chirurgischen Universitätsklinik Berlin. Mit einem Geleitwort von Geheimem Medizinalrat Professor Dr. **August Bier**. Zweite, verbesserte Auflage. Mit 314 Textabbildungen. (190 S.) 1922. 4.20 Goldmark

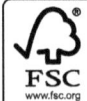

MIX
Papier aus verantwortungsvollen Quellen
Paper from responsible sources
FSC® C105338

If you have any concerns about our products,
you can contact us on
ProductSafety@springernature.com

In case Publisher is established outside the EU,
the EU authorized representative is:
**Springer Nature Customer Service Center GmbH
Europaplatz 3, 69115 Heidelberg, Germany**

Printed by Libri Plureos GmbH
in Hamburg, Germany